近視、老眼は
自分の力で
よくすることができます！

はじめに

モノが見にくくなったと感じたとき、多くの人は近視だとあきらめてしまいます。また、歳をとれば老眼になるのは当然のことだと考え、視力を回復しようとは思いません。

でも、それは間違いです。**視力はよくなるもの**なのです。

私は**33年間、目の悩みのカウンセリングをし、3万人以上の視力回復のお手伝いをしてきました。**そして、このカウンセリングをとおして、**近眼や老眼の原因が「目の冷え」である**ことがわかったのです。

そこで開発したのが、「目の体操（ビジョン・フィットネス）」です。**「目の体操」で「目の冷え」を解消し、視力を回復させる**方法です。

方法は簡単です。たった3つのトレーニングを、1日たった5分続けるだけ。最近

3つの「目の体操」で驚きの視力回復！

57歳女性

0.2 2週間で 0.5 にUP

49歳女性

0.5 1カ月で 1.5 にUP

35歳男性

0.04 45日で 0.4 にUP

51歳女性

0.1 4カ月で 1.0 にUP

45歳女性

0.3 7カ月で 1.0 にUP

の例を紹介しますと、老眼回復（近見視力）で57歳の女性が、**2週間の「目の体操」で0・2から0・5に、**レーシック手術後の視力回復では49歳の女性が、**1カ月の「目の体操」で0・5から1・5に**なっています。

また、トレーニングで視力回復に成功した方の体験談を紹介します。

千葉県在住の56歳の女性の方は、視力にはもともと自信があったそうです。ところが齢を重ねるにつれて目の不調を感じるようになり、日常生活でもテレビを見るのが苦痛になり、新聞も大きな文字だけ拾い読みするようになっていました。

そんなときに、職場の書店にある本の中から私の存在を知り、カウンセリングを受けるようになりました。

そして「目の体操」に取り組んだ結果、**右目が0・7から1・2、左目が0・5から0・7に回復**しました。それまで気持ちが沈みがちだったのが、視力が回復したことで解消されたそうです。

日本では、**メガネやコンタクトで視力を補正するだけです。**「視力回復」という考えは、まだ浸透していません。

また、目医者さんでも近視や老眼になって悪くなった視力を回復するということはしていないのです。ただ、目の病気などについては、お医者さんの判断をあおいでください。

読者のみなさまには、ぜひとも本書を読んで、自分の力で元の視力を取り戻してください。

効果については個人差があります。すぐに視力の回復を実感できない人もいるかもしれません。しかし、**続けることで目の冷えはなくなり、視力の回復、目の悩みは解消していきます**ので、あきらめずに頑張ってください。

中川和宏

近視 老眼
だけじゃない

「目の体操」は、こんなにいいことだらけ！

「目の体操」（ビジョン・フィットネス）には近視や老眼をよくするほかにも、「目の冷え」を解消することで、さまざまな効果をもたらします。今まで慢性的に悩まされていたこともスッキリ解決する場合があるので、ぜひ確認しておきましょう。

その1

疲れ目がスッキリ！

疲れがたまると集中力が低下し、そこから頭痛や肩こり、イライラなどにつながるので要注意です。パソコン作業などで疲れた目は、「目の体操」をすることで**血流をよくしたり、筋肉のこりをほぐすことで、改善させることができます。**また早めに対処すればするほど、低下した視力を回復できます。

その2
ドライアイの悩みが解消

ドライアイを解消するには意識してまばたきの回数を増やす、涙を増やすために水分を補給するなどの方法がありますが、血液の質をよくすることも大事です。なぜなら、**涙は血液が変化したもの**だからです。「目の体操」をすれば目の周りの血液循環がよくなり、質のいい涙も生成されます。

その3
頭痛の悩みも消えた！

ストレスがたまると頭痛が起こりやすくなり、急激な視力低下を招くおそれがあります。「目の体操」で気分転換して、**ストレスを和らげることで頭痛の悩みも消えていきます。**

その4
肩や首のこりを解消させる

肩こりや首こりになると体内の血流が悪くなり、目の周りの細い血管にも悪影響を及ぼします。これは視力にとっても大きなマイナスになります。「目の体操」をやることで目に血液が流れ込み、さらに**肩や首の血流の改善**へとつながっていきます。

その5
目を大きくして魅力がアップ！

視力が低下すると目を細めるのが当たり前になり、それにより目が小さくなってしまいます。しかし「目の体操」で目の周りの筋肉を動かすことで目と脳に血液が集まり、視力が回復することで目が大きくなり、**クマやシワもなくなっていきます。**

視力回復体操がもたらす
驚異の効果!

- イライラを解消させて疲れ目をスッキリさせる!
- 涙の質を高めてドライアイの悩みを解消させる
- ストレスによって生じた頭痛の悩みを解消させる
- 血液の循環をよくして肩や首のこりを解消させる
- 目を大きく、クマやシワをなくして魅力をアップさせる

目を温めれば視力はよくなる！◆もくじ

第1章

3つの目の体操で視力はよくなる！

第2章

近眼、老眼は、「目の冷え」が原因だった！

第3章

この習慣を身につければ、視力はよくなる！

第4章

視力は、食べてよくする

第5章 目の体操には、こんな効果もある！

第6章

視力がよくなれば、脳も若返る

第7章

気になる「目の悩み」を解決

緑内障　加齢黄斑変性　網膜剥離　白内障

第 1 章

3つの目の体操で視力はよくなる!

目を悪くする原因は〝冷え〟にあった！

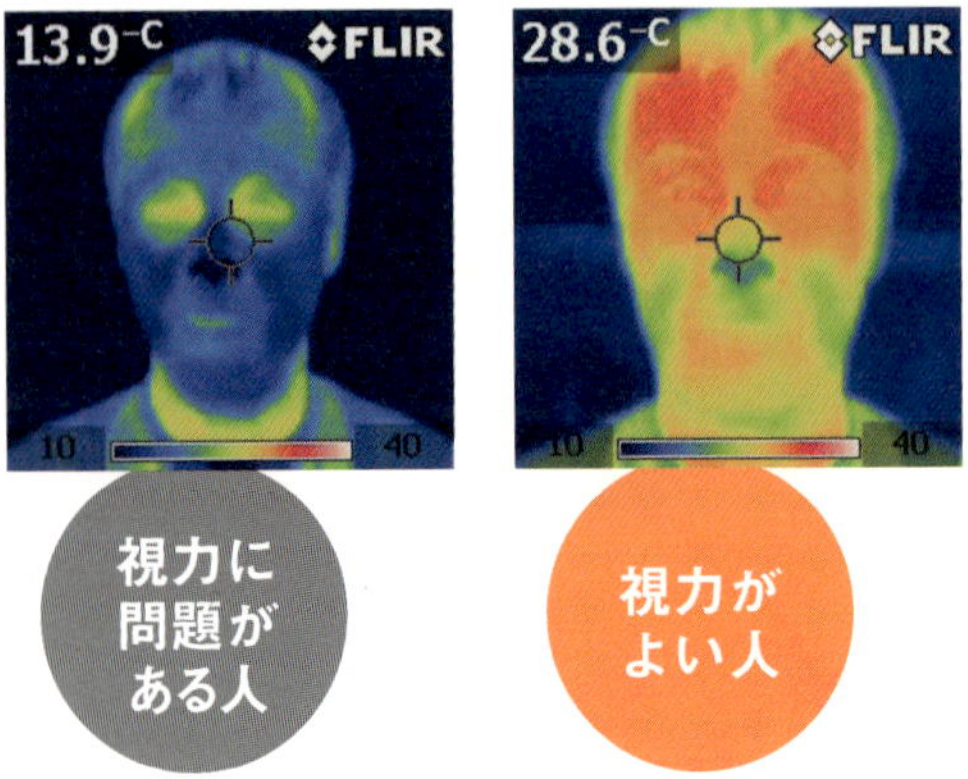

視力を低下させるのは、血流障害から生じる「目の冷え」にあります。視力がよい人とそうでない人のサーモグラフィーを見れば、その違いがはっきりとわかります。

視力に問題がある人の方が、全体的に温度が低いですね。

この目の冷えを解消させること、つまりは目の血流をよくすることが、もっとも効果的な視力回復の手段なのです。

3つの「目の体操」が目の〝冷え〟を解消させて視力を回復させる！

この3つの目の体操で視力を上げる!

1. **目のパチパチ体操**
（クロージング・オープニング・フィットネス）
2. **目のツボ押し体操**
（ビジョン・マッサージ）
3. **指先追いかけ体操**
（シフティング）

目の周りの血液の流れをよくする（目の冷えを解消する）には、「目の体操」（ビジョン・フィットネス）をして**目の周囲を温めるのが大事**です。

また目を温めることで脳の血のめぐりもよくなり、自律神経がバランスをとり、ホルモン分泌を促し、体内時計を整えて快適な睡眠がとれるなど、**身体のさまざまな部分によい効果**をもたらします。

目の体操❶

目のパチパチ体操（クロージング・オープニング・フィットネス）

目安　1日1セット

目を閉じる＆開くで血流を促進

眼球を支え目でキョロキョロ動かす外眼筋《がいがんきん》と、ピントを合わせる毛様体筋《もうようたいきん》を総合的に動かします。特に外眼筋は眼球を支えているので、凝り固まると眼球を押さえつけて眼軸《がんじく》を伸ばします。

この体操は、いつどこで行ってもかまいません。何回やってもよいですが、①〜⑧の流れを**1日最低1セットやっておけば大丈夫です。**

時間帯も「この時間帯でないとダメ」というのはありませんが、**オススメなのが朝起きたとき、仕事を始める前です。**目がシャキっとするので、気持ちが前向きになり、自然とやる気がわいてきます。きっと仕事がサクサク進むはずです。

またパソコンを使い続けて、**「目が疲れたな」と感じ始めたタイミングでやってみるのも効果的**です。

1

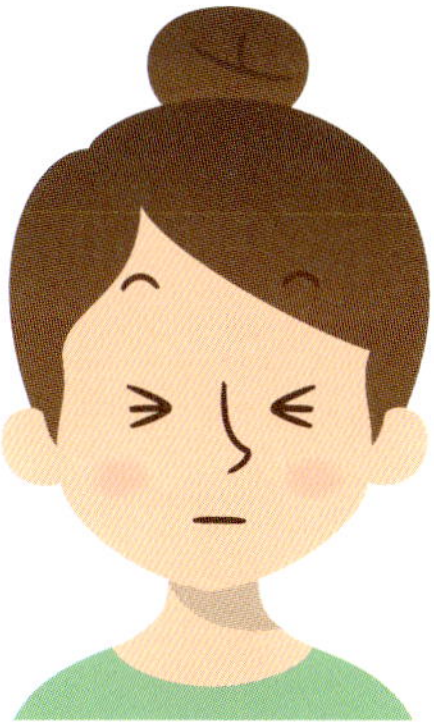

目をギュッと閉じる。以降すべての行程をそれぞれ10秒ずつ行う。

2

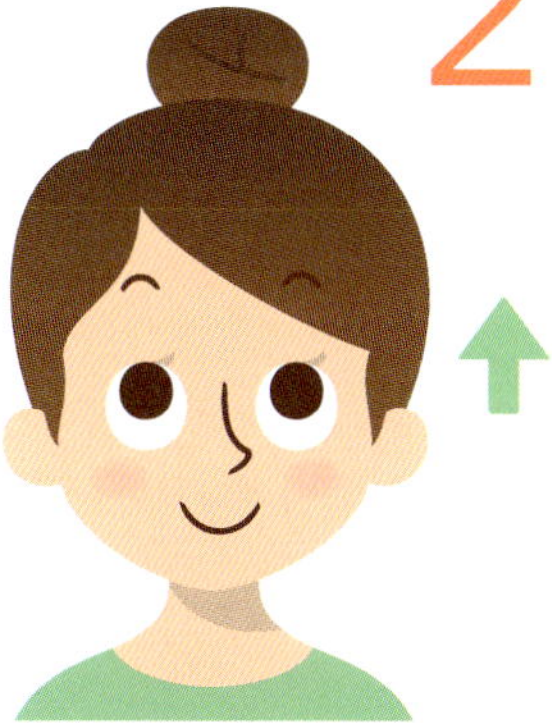

目をパッと開いて、上を見る。顔は正面を向いたまま動かさない。

3

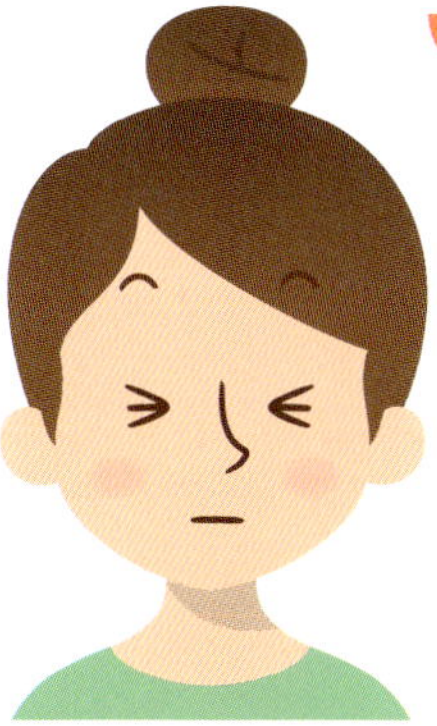

再び目をギュッと閉じる。

4

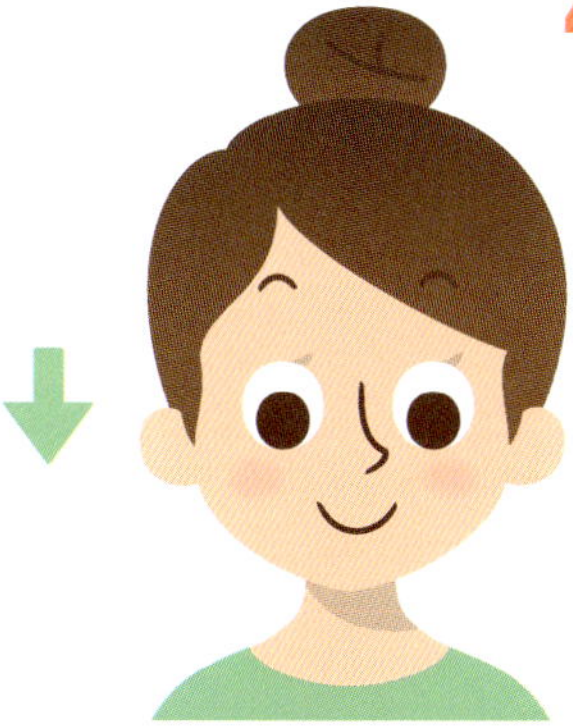

目をパッと開いて、下を見る。顔は正面を向いたまま動かさない。

5

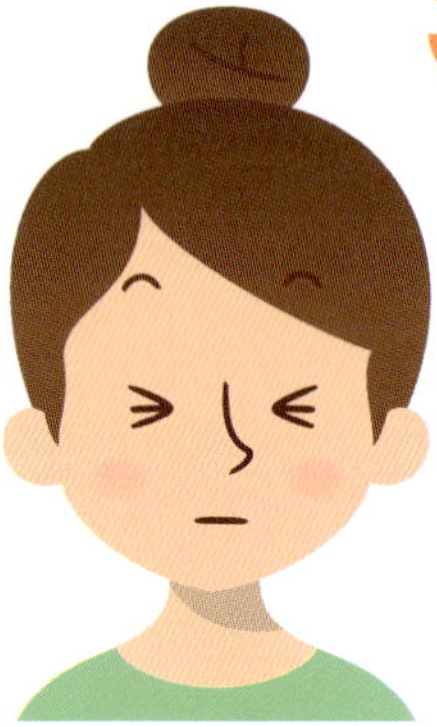

目をギュッと閉じる。

6

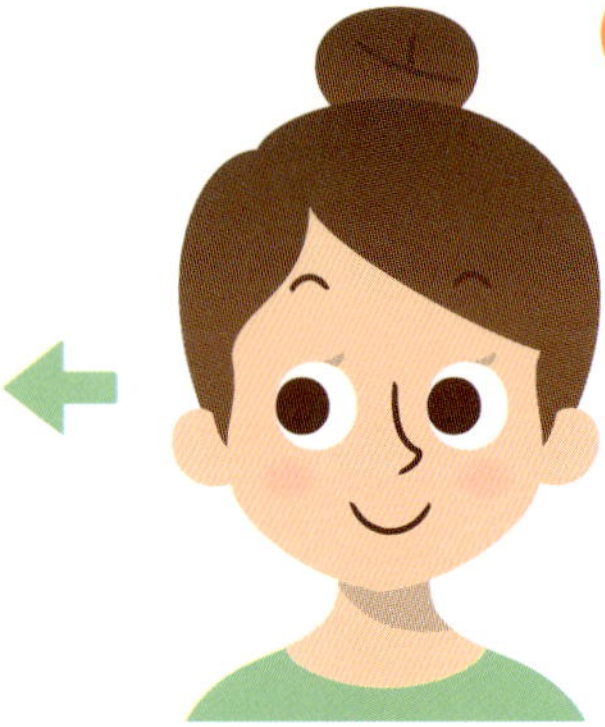

目をパッと開いて、右を見る。
顔は正面を向いたまま動かさない。

7

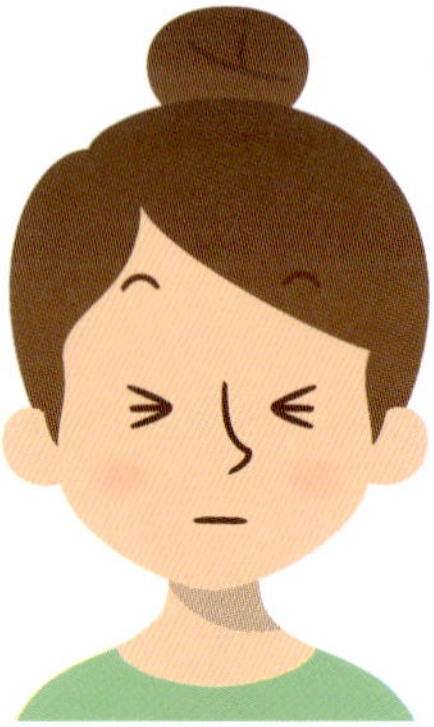

目をギュッと閉じる。

8

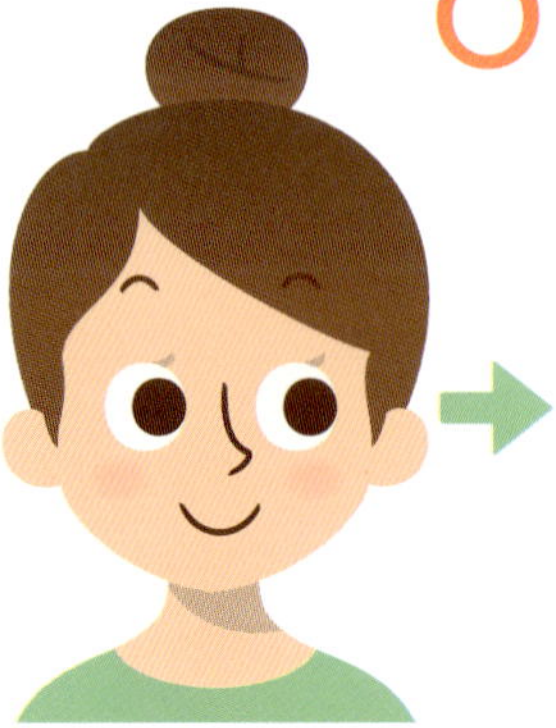

目をパッと開いて、左を見る。
顔は正面を向いたまま動かさない。

POINT

●目を閉じたり、開けて見る時間は10秒前後が目安。

●目の周りの筋肉や血管、神経を刺激し、目の細胞の新陳代謝を促すとともに、目の周りの筋肉を鍛える。これにより目の血流もよくなるので、疲れもとれる。

●近視の強度化を促すので、眼球の伸びをストップさせるのに有効。また毛様体筋も、普段使わないところを見るので、バランスよくストレッチされる。もちろん眼筋のストレッチでその柔軟性が取り戻され、血流が促される。

目の体操❷

目のツボ押し体操（ビジョン・マッサージ）

目安　1日1セット

ツボを刺激して気血の流れを促進

身体に点在するツボは、気血《きけつ》の流れのポイントに相当します。コンタクトやメガネをすると、目から出る気の流れが滞《とどこお》り、視力が下がります。また**近視は血流障害ですので、血液の循環も滞っています。**

そこでツボを刺激し、目の周りの気血の流れを促進させましょう。ツボの位置は目頭、まゆ山の上、目のみぞの内側、頬骨《ほおぼね》の上です。

この体操は**1日1回、1セット**やっておけば大丈夫です。

1

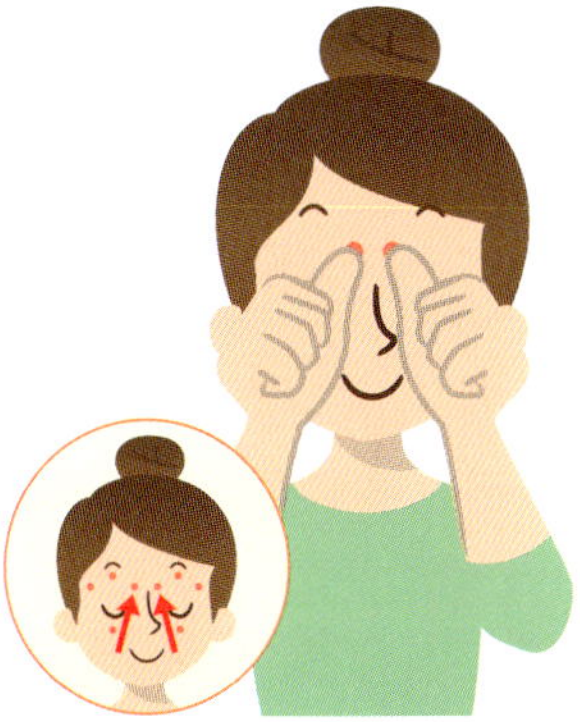

目頭の上にあるツボ（溝の部分）をやさしく親指の腹で押す。

2

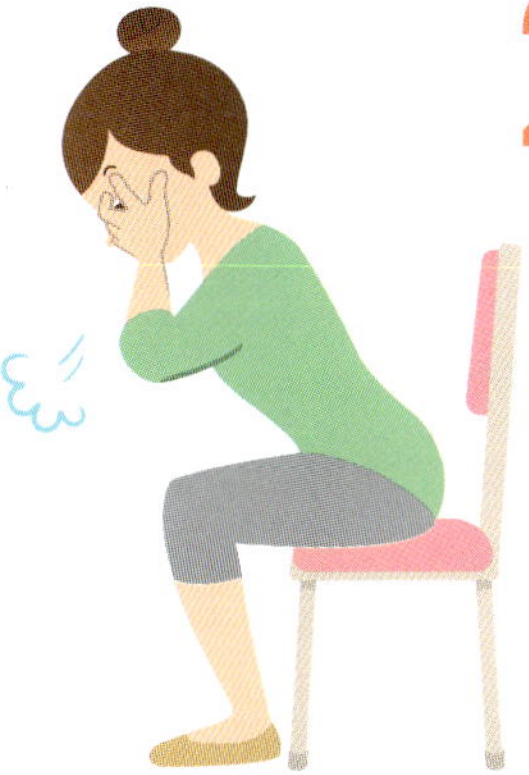

姿勢を前屈させ、指圧の負荷を少し加える。5秒数えたら元に戻す。

3

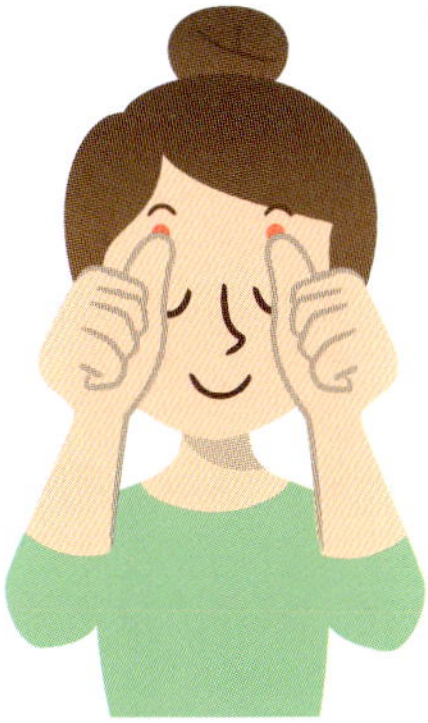

親指で、眉と目の間にあるツボ（溝の部分）をやさしく親指の腹で押す。

4

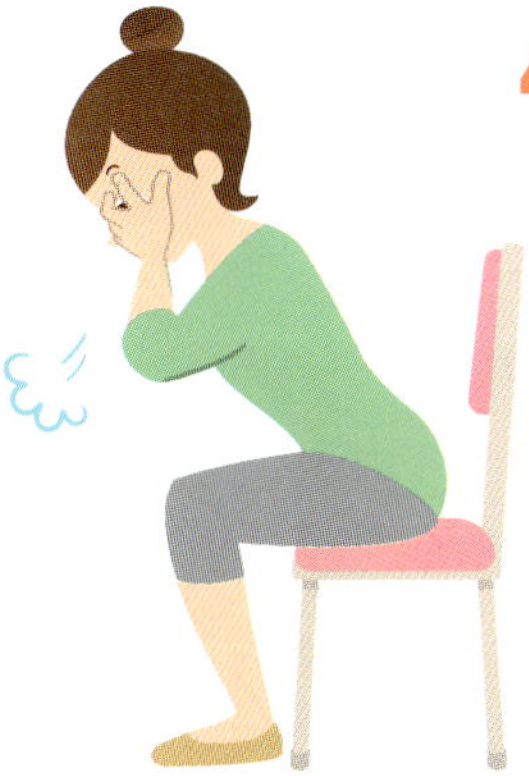

姿勢を前屈させ、指圧の負荷を少し加える。5秒数えたら元に戻す。

5

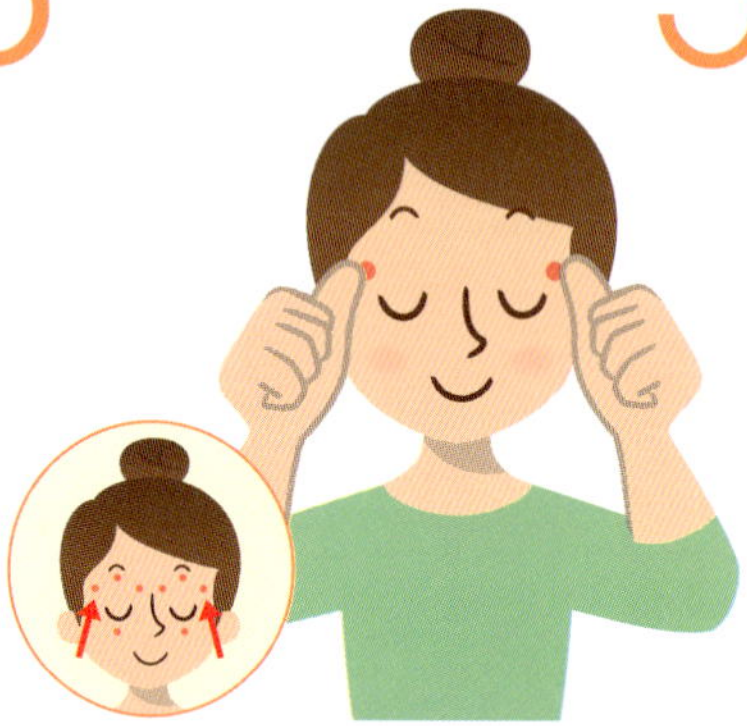

次にこめかみの、押すと凹んでいる部分を親指の腹でやさしく押す。

6

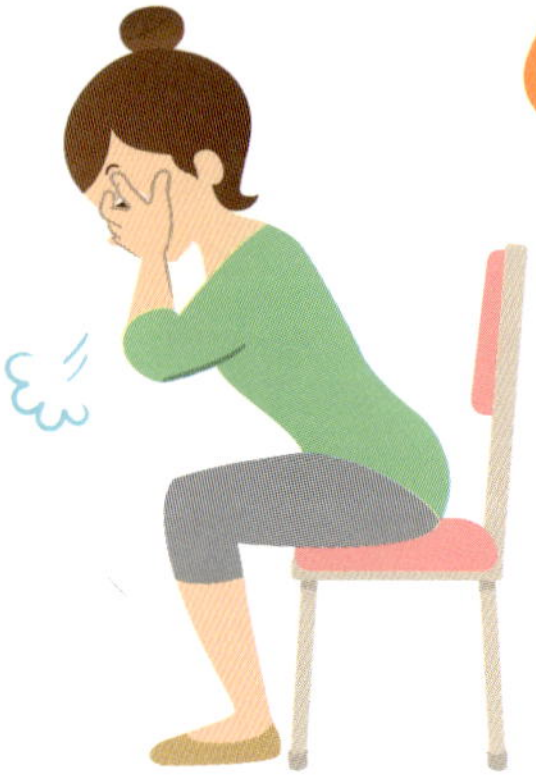

姿勢を前屈させ、指圧の負荷を少し加える。5秒数えたら元に戻す。

7

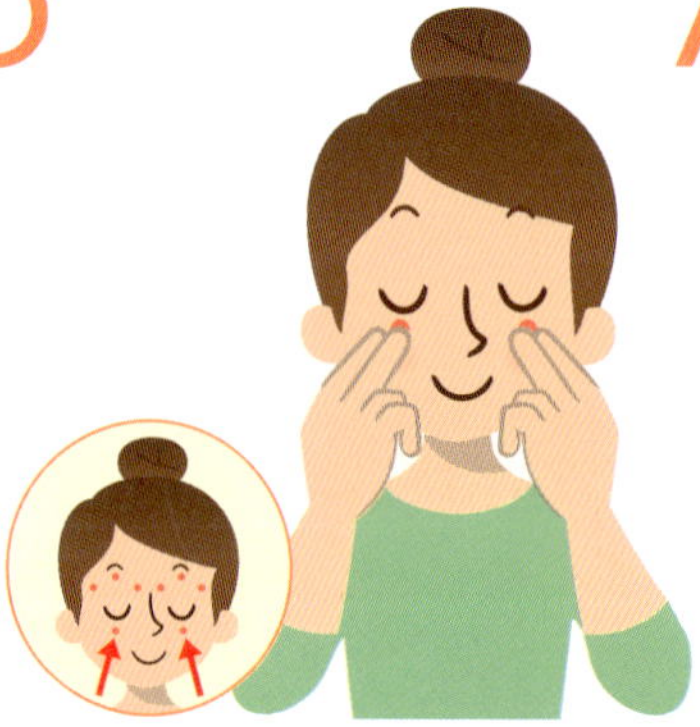

続いて、目の下のツボ（溝の部分）を人差し指と中指の腹でやさしく押す。

8

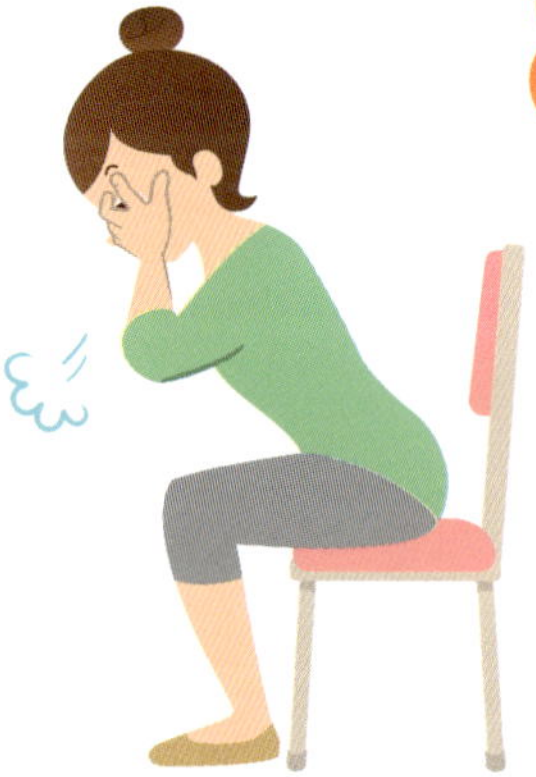

姿勢を前屈させ、指圧の負荷を少し加える。5秒数えたら元に戻す。

POINT

●マッサージをするときは、正面を見てイスに座るか、立つかして行う。

●ツボに圧をかける際、息をゆっくり吐きながら姿勢を前傾させ、5秒数えたら姿勢を元に戻す。

●指圧の際、指は爪を立てず指の腹でやさしく指圧する。

●ツボを指圧により刺激することで、目の周りの気血の流れを促進させることができる。

●指圧の力は、押していて気持ちがよい程度で。ゆっくりと指圧する。

●前屈するときは、上半身の体重を軽く指圧している指に乗せる。

●リラックスして行う。

目の体操③

指先追いかけ体操（シフティング）

目安 1日3セット

速いスピードにも順応できる

動くものを見るときや、目を動かすときは目がスピードを必要としています。

そして**現代人は、パソコンやスマホなどに目をくぎづけにして目を動かしません。**

若いうちはまだいいですが、老眼になると目がスピードについていけなくなります。

そこで動体視力の強化に効果的なのが、指先追いかけ体操（シフティング）です。

この体操であなたは目が温かくなり、目のまわりで血液が循環していることをきっと実感できるでしょう。

この運動を**最低3回、それを1日3セット**やってください。とくに朝起きたときは仕事をする前がオススメです。**老眼の回復に効果**があります。

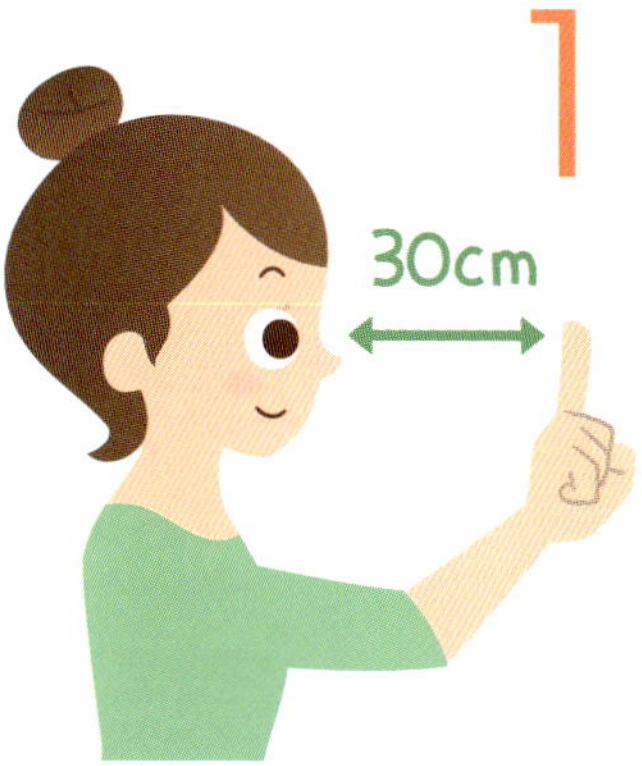

右手か左手どちらかの人差し指を前に出す。

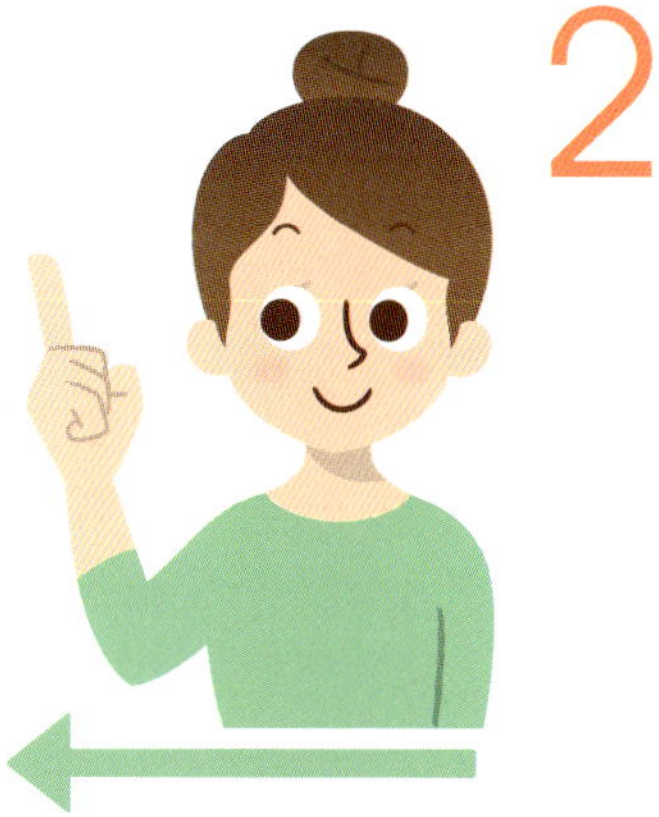

自分の目の高さで右に50cmほど動かし、顔は正面のまま目で追う。

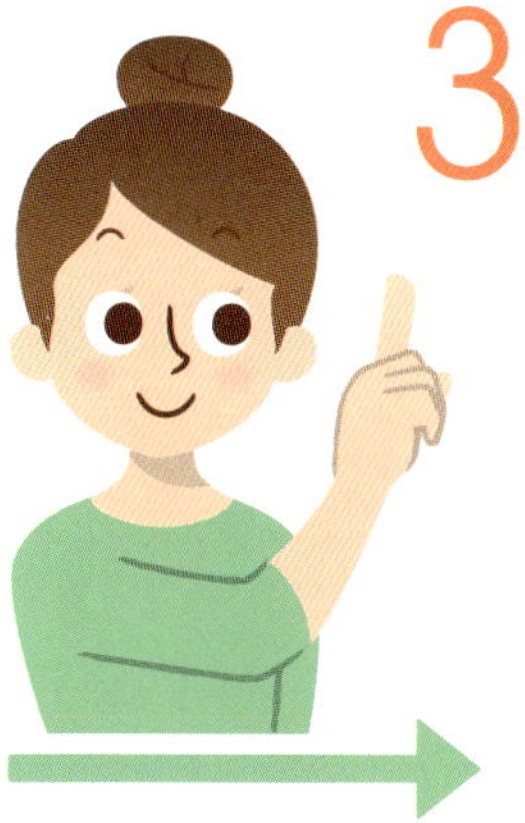

次に自分の目の高さで左に50cmほど同じように動かし、顔は正面のまま目で追う。これを1往復に付き1秒で10回繰り返す。

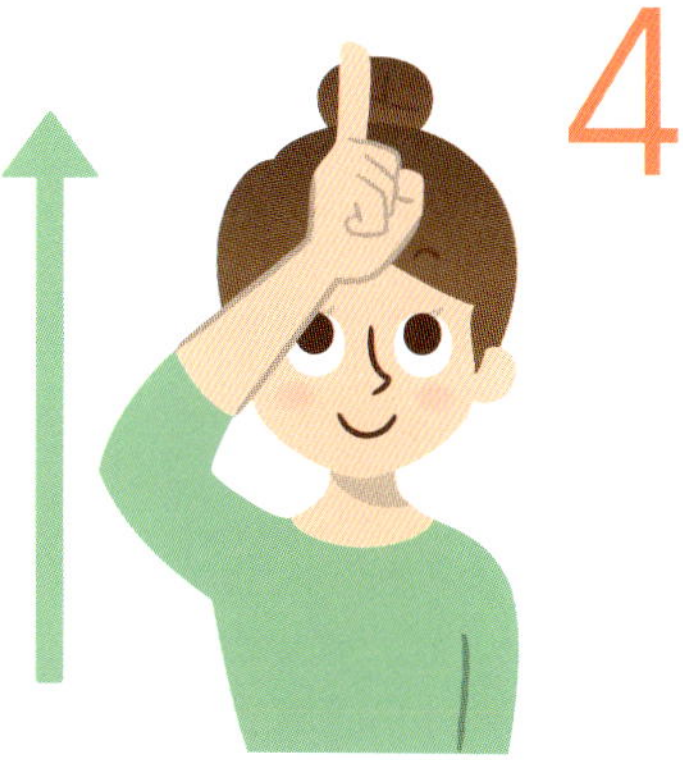

続いて自分の目の高さから、上に見えるところまで動かし、顔は正面のまま目で追う。

5

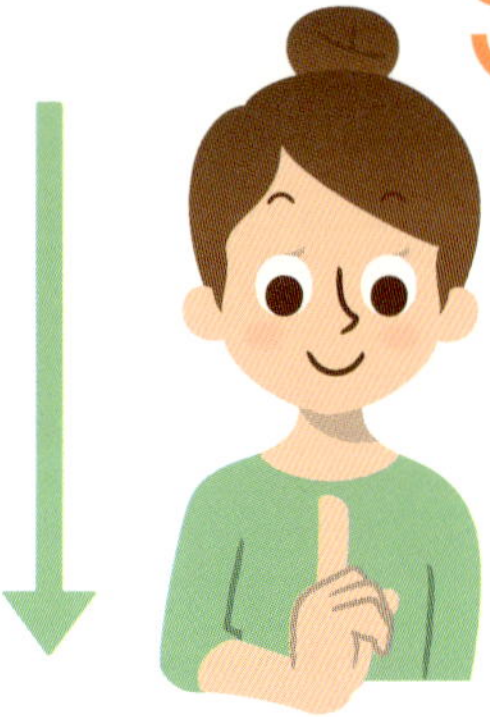

さらに４の状態から、下に見えるところまで動かし、顔は正面のまま目で追う。

6

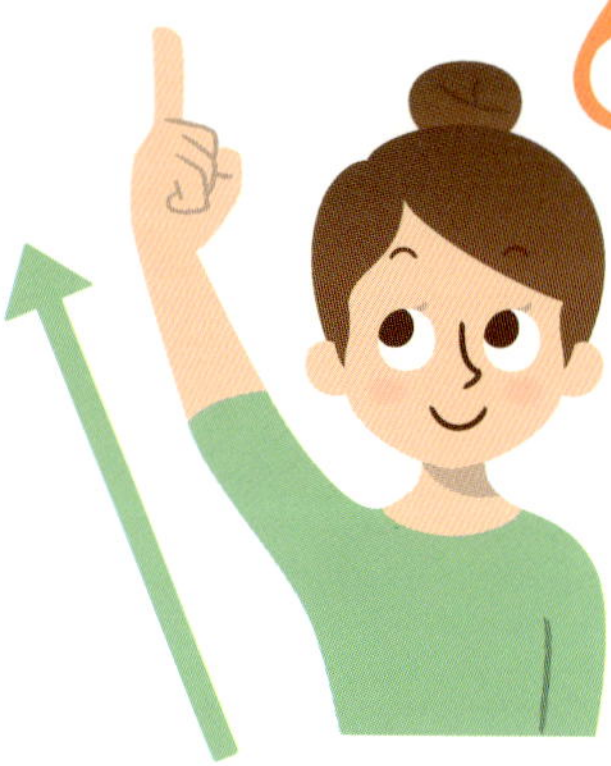

次に右上へ指を動かし、顔は正面のまま目で追う。

7

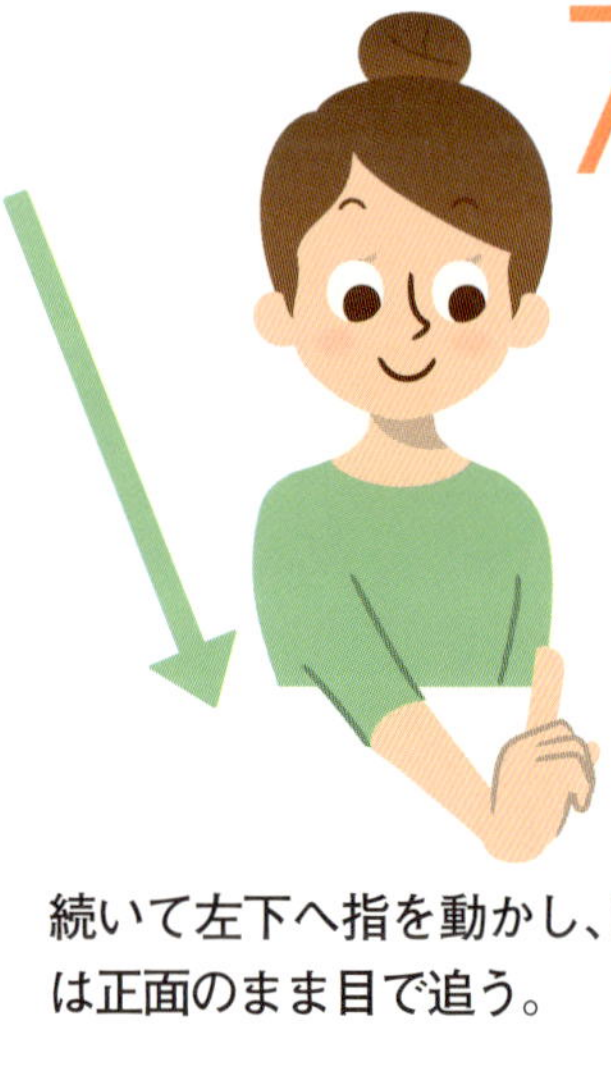

続いて左下へ指を動かし、顔は正面のまま目で追う。

8

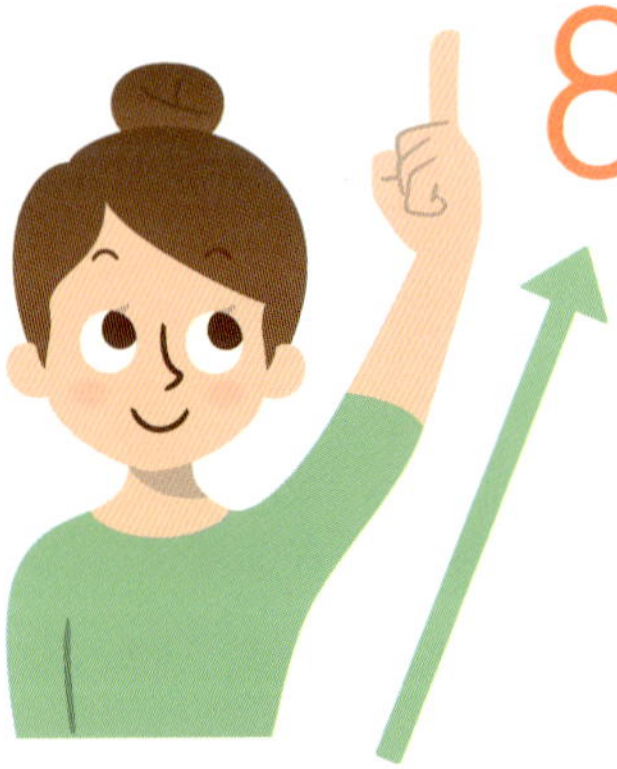

６、７と同様にして左上へ指を動かし、顔は正面のまま目で追う。

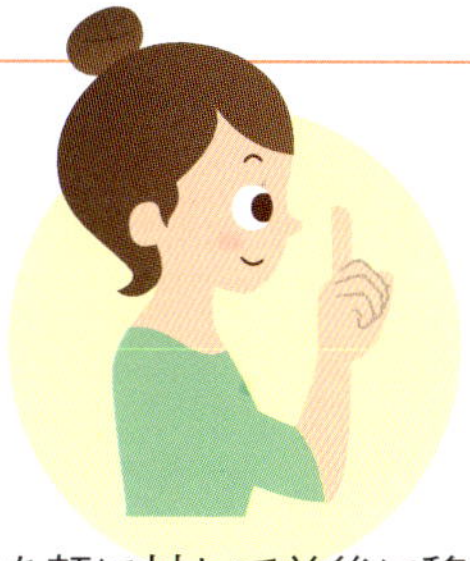

指を顔に対して前後に移動させることで、黒眼が寄ったり離れたりする。目が寄った状態でこのトレーニングをすると、より老眼には効果的。

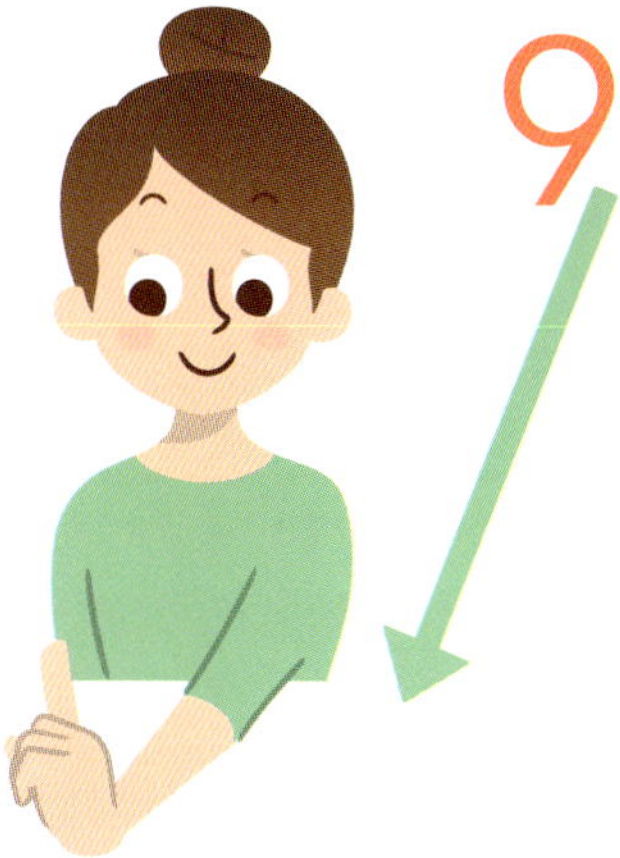

次に右下へ指を動かし、顔は正面のまま目で追う。

POINT

●この運動により目が若返ると、速いスピードにもついていけるようになる。

●老眼が気になる人は、寄り目にした状態でこのトレーニングを行うと、より効果的。

●手が疲れたら、反対の手を動かすようにする。

目の体操は、続けることで効果が倍増する

人間の身体は、使わないと衰《おとろ》えていきます。身体の筋肉と同じです。

筋肉は、使わないと衰えていきます。運動不足が続くと、筋肉が落ちます。筋肉は発電所と同じですから、筋肉が落ちると新陳代謝《しんちんたいしゃ》も悪くなり、発熱量も少なくなります。そして、冷えやすい身体になってしまうのです。

目の筋肉にも同じことがいえます。**目の運動不足が続けば、目の筋肉が落ちます。**

筋肉が少なくなると発熱量が減るので、冷えやすくなるのです。

でも、安心してください。身体の筋肉と同じということは、筋トレをして鍛《きた》えれば、また筋肉がつくということです。

目の筋トレが、この「目の体操」なのです。ですから、**続ければ必ず成果は出ます。**

視力もきっと回復します。ぜひ、目の体操を習慣化してください。

第2章

近眼、老眼は、「目の冷え」が原因だった！

パソコンや携帯やスマホ、あなたの目は酷使されている！

「新聞や本の文字が見えづらくなった」

「テレビを見ていると、すぐに目が疲れる」

最近、モノがみえにくくなっていませんか。視力が低下してきたり、老眼で悩まされていることはありませんか。


今の世の中、**大人も子どももも目を酷使する環境にさらされています。**

大人も子どもも、朝から晩までパソコンと向き合っています。仕事の合間のあいている時間や通勤通学の時間には、スマホや携帯でメールをしたりアプリを楽しんだり。家に帰ったら、テレビをみたり、パソコンやスマホでネットサーフィンをして時間をつぶす――。

どれもこれも〝目の酷使〟をすることばかり。一日中、休む暇なく目は酷使されています。これでは、視力がだんだんと低下していくのは当然でしょう。

そんな生活を続けた結果、40歳を超えたあたりから、みな老眼が気になり始めるようです。そしてだんだん老眼がひどくなり、メガネを3つも4つも持ち、どれをかけてよいのやら、と困っている人をよくみかけるようになっています。

老眼になってモノがみにくくなるだけ。そう思っている人が多いようです。でも、それは大間違いです。

とくに近視で老眼の人は気をつけてください。**じつは近視で老眼の人は、合併症の危険性が増します**。たとえば、緑内障《りょくないしょう》や白内障《はくないしょう》、黄斑《おうはん》変性症、網膜剥離《もうまくはくり》です。その危険性は、近視でなかった人に比べ、格段に高くなっているのです。

目のピントのボケは頭のボケともいいます。老眼が進むにつれ、いわゆる〝ボケ〟の症状もだんだん進行してしまうようです。かつてあった記憶力もいつの間にか失われてしまう、そういう人をよくみかけます。

先ほど老眼は40歳を超えたあたりから気になり始める、と話しました。**ところが最近では、35歳ぐらいから進行する人が出てきているのです**。それどころか、子どものうちから老眼の症状が出ているケースも出始めています。

視力低下が当たり前になって、目を大事にしなくなった

目に関していうと、現在の子どもの環境は、大問題です。

学校で勉強をしたあとは塾で勉強。一日中、本とにらめっこです。しかも、息抜きすることが携帯やスマホでのゲームやメール。これでは視力が下がるのも仕方があり

ません。

子どもの視力の低下は、集中力の低下にもつながります。急に成績が落ちた子に、どうして勉強できなくなったのかと聞いたところ、黒板がみにくくなって、それが気になって、授業内容が頭に入らなくなった、という話も聞きます。

視力の低下は、学力の低下にもつながるのです。

こうして大人も子どもも、**視力が悪いのが当たり前**になっています。「まわりもみな視力が下がっているんだから、別に気にすることないよね」と、多くの人々が視力の低下をほったらかしにしている、それが今の日本なのです。

もうひとつ、指摘したいことがあります。

「視力は一度低下したら、もう元に戻ることはない」と思っていませんか。目が悪くなったら仕方ないと、早々にあきらめていませんか。

風邪を引いたときは、ゆっくり寝て休んでいれば治ります。足の骨を折ったら、ギブスをして、しっかり固定していれば、やがて骨はくっつきます。

では、目はどうでしょうか。

目が悪くなったからといって、使わないで、安静にしておくというわけにはいきません。**目は、毎日使い続けなければならないからです。**

でも、だからといって、そのまま悪くなるのに、放っておくのはいかがなものでしょうか。


もちろん、目を治したいと眼科に行って、お医者さんに相談する人もいるでしょう。でも、お医者さんはみんな「目は悪くなったら治らないので、あなたにあうメガネをかけてください」と答えます。

この段階で多くの人は、あきらめてしまいます。


でも、ここであきらめたら、おしまいなのです。

疲れを溜めているあなたの目は、いつも〝冷え〟ている

日本人のほとんどの人が、視力の回復をあきらめています。多くの人が目の疲れを放置したままにしています。

そして、メガネやコンタクトを使うだけでなく、レーシック手術などに頼る人もいます。このように、一時しのぎの対応をして、目はより疲れが溜《た》まりやすくなっています。

多くの人が、一時しのぎで誤魔化しているうちに、視力はますます下がっています。そして、目の寿命を縮めているのです。

目に疲れが溜まると、どうなるのでしょうか。目が疲れると、運動能力が低下しま

す。さらに乳酸《にゅうさん》が溜まりやすくなり、目とその周辺の筋肉にコリが生じます。

固くなった筋肉は、なかにある血管や神経を締《し》めつけます。血流が悪くなるのです。神経伝達も滞《とどこお》りやすくなります。とくに目やその周りの血管は、とても細いので、その影響はすぐに出るのです。

このように生じた血流障害は、目を〝冷え〟させます。そして、この〝冷え〟が、視力低下の原因となるのです。


老眼も、近眼と同じメカニズムで進みます。

目とその周辺の筋肉も、ほかの筋肉と同様に、歳をとるにつれて運動能力が低下していきます。知らず知らずのうちに、決まった動きしかしなくなり、次第に筋肉が固くなっていくのです。そして、血流が悪くなり、目の冷えが生じて、老眼がだんだん進んでいくのです。


では、この目の冷え＝血流障害を解消するには、どうすればよいのでしょうか。

答えはとてもシンプルです。**目を温めればよいのです**。

目が疲れたときに、温かいタオルで目を覆《おお》ったりしませんか。じつは、**目を温めることが大事**だと、誰もが本能的に知っているのです。

目を温めると、視界がはっきりして、集中力も戻ってきます。タオルでちょっと温めただけで効果てきめん、ということをみなさんも経験したことがあるはずです。

ただ、タオルを使ったりして目を外から温めるような方法は、あくまでも一時的な効果しかありません。本当に「目をよくする」には、**目を内側から温めなければならないのです**。

では、目を内側から温めるには、どういう方法があるのでしょうか。

それが、これから紹介する**「目の体操」（ビジョン・フィットネス）**です。

「目を温める」とは、目とその周辺の筋肉を動かすことです。目と目の周辺の筋肉をしっかりと動かすことで、筋肉の柔軟性が取り戻されます。柔軟な筋肉は、目をしっかり動かすことができます。

また、血管と神経のしなやかさも回復します。しなやかな血管は、目のすみずみの細胞に、栄養と酸素を必要なだけ送り込むことができます。

こうして目の冷えが解消し、視力が回復するのです。

視力低下だけではない、目の冷えはこんなトラブルももたらす

「視力が落ちても、メガネやコンタクトがあるから大丈夫だ」

このように考える人が増えています。でも、ちょっと待ってください。**目の冷えは、視力低下をもたらすだけではありません**。

さまざまな目のトラブル、病気を引き起こします。そして最悪の場合、**失明に至っ**

てしまう危険性も孕《はら》んでいるのです。

よくいわれているのが、緑内障や白内障、網膜剥離、黄斑変性症です。これらは、近視の合併症なのです。また、年齢を重ねるにつれてなる可能性が増えると思われていますが、じつは若いうちにかかることもあります。

たとえば緑内障は、40歳以上の17人に1人がかかります（2002年日本緑内障学会　多治見スタディ）。

ところが、この数字をもう少し詳しくみると、恐ろしいことがわかります。

じつは、目のよい人が緑内障になるのは、100人に0〜3人だけなのです。一方、**強度の近視の人は、40歳以上で5〜6人に1人がなります**。

網膜剥離も同じです。白内障・黄斑変性症を含めて、近視の合併症と呼びます。近視が原因で、本当に見えなくなるのです。

仮にそういった病気にならなくても、強度近視は中途失明の6番目の要因であり、

近視を放置し続けると失明のリスクも高まります。

歳をとると、風邪でさえも肺炎をこじらせ死に至る危険性があります。目にも同じことがいえるのです。

ちなみに、メガネやコンタクトは、何か作業をするときの手助けにはなります。でも、近視を補正する道具にすぎないのです。視力そのものを上げるものでは、決してありません。

また最近、レーシック手術が話題になっています。目の表面の角膜《かくまく》にレーザーを照射し、視力を矯正《きょうせい》する手術のことです。

この手術で視力が上がったという報告はたくさんあります。でも、もともとあった「見る力」を上げるわけではありません。簡単便利な方法ではありますが、一時的に見えるようになるだけです。

「目を冷えたままにして、視力低下を放置し続けると、失明することもある」

これは決して、大げさな話ではないのです。

「Slow death（緩《ゆる》やかな死）」

目が悪くなることは、身体が発するサインなのです。胃が痛む、ここのところ頭痛がひどい等、身体の危険信号を敏感に読み取り、すぐに病院に行くような人も、目に関しては、鈍感なようです。

繰り返しますが、**「目が悪くなることを放置すると、本当に見えなくなってしまいますよ」**というのは、身体が発する赤信号のサインです。それを無視して突っ走ってはいけません。

ぜひ、いったん立ち止まって、「どうしたらよいか」と、考えましょう。

そうです、**「目の冷えを改善する」**↓**「目の体操をする」**↓**「目を温める」**↓**「視力を回復させる」**というサイクルを、しっかり頭に入れて、考えることが、なによりも大事なのです。

目のまわりのシワ、クマも、〝冷え〟が原因！

目の冷えは、視力が落ちる、というだけではありません。美容にも大きな影響が出るのです。

たとえば、目のまわりのシワやクマです。

目が冷えると、目のまわりの筋肉が固くなり、血流が悪くなります。血流の悪化は、新鮮な酸素や栄養を不足させます。つまり**酸素や栄養が足りないためシワができ、悪い血液が留まっているために、クマができる**のです。

また、**酸素や栄養の不足は、まぶたを弛《ゆる》ませます**。まぶたが目を覆《おお》うので、目が小さく見えてしまうのです。目の冷えは、目を小さくし、暗く元気がない表情にしてしまうのです。

「色白は七難《しちなん》隠す」とよくいいますが、これは過去のこと。今は「美眼《びがん》は七難隠す」です。パッチリとした大きな目は、それだけで魅力的といえるでしょう。

でも**目が冷えている人は、だんだんと目が小さく、シワやクマ、たるみだらけで老け顔になって**しまいます。

鏡を見ると、そこには以前と違う別人の自分がいる。思わず「誰、この人？」と叫びたくなるような……。大げさに思えるかもしれませんが、視力が低下したことで起こる本当のことです。

視力の低下を放置すると、顔だけではなく、全身にまで悪影響が出てしまいます。ですから、近視、老眼は〝全身病〟の一種といっても過言ではない、と私は考えているのです。

たった5分の「目の体操」で、目だけではなく全身が温まる！

「見えにくくなった目を元に戻したい。でもどうすればいいんだろう……」

ここまで、恐ろしい話ばかりをしてきましたので、こう考えているのではないでしょうか。

不安ばかりがいっぱいになり、もどかしさが積もっていることでしょう。だいたい目を元に戻す方法を知っていれば、とっくに試しているはずですから。

でも、大丈夫です。これから紹介する**「目の体操」（ビジョン・フィットネス）で目の冷えをしっかり解消すれば、心配は解決します。**

目を温めれば、近視や老眼はよくなります。

では、ここで巻頭のサーモグラフィーの画像をご覧ください（18ページ）。視力がよい人と視力に問題がある人の体表面の温度を比べています。**視力に問題がある人の方が、全体的に温度が低くなっている**ことが一目瞭然です。

このことからも、視力を低下させるのは、血流障害から生じる「目の冷え」にあることをおわかりいただけるでしょう。

目を温めればよいといったとき、最初に思いつくのは、温かいタオルで目を覆うことではないでしょうか。でも、先ほども話しましたとおり、タオルを使って外から温めるような方法は、一時的にしか目が温まりません。**温めるのは簡単なぶん、逆に熱がすぐに外に出て行ってしまう**からです。

そこでおススメなのが、「目の体操」（ビジョン・フィットネス）なのです。じつは、5分間、「目の体操」をしたとき、その前後の温度をサーモグラフィーで比較すると、先ほどの巻頭ページの画像と同じようなことが起きます。

「目の体操」をすることで、目と目の周辺の血流がアップし、目と顔の温度が上がっ

ているのです。さらに、足先まで温まっているのもわかります。全身が温まっている
のです。

じつは、**目は身体全体の「ホット・サークル」（温循環《おんじゅんかん》）の要なのです**。ですから、
目を温めれば、全身が温まるのです。**視力が改善する**のはもちろんのこと、**全身の機
能改善**も期待ができます。

「視力がよくなった」と感謝の声が続々

では、目を温めるためにはどんな「目の体操」をすればいいのでしょうか。

仕事のちょっとした合間《あいま》にできる運動です。道具も必要ないので、いつでもどこで
も簡単にできます。

具体的な方法は、次章でご紹介しますので、ここでは体験者の感想を簡単に紹介し

ましょう。

体験談❶ 40代半ば会社員（女性）

コンピューターグラフィックの仕事をしております。目を酷使する仕事なので、レーシック手術をしました。手術のあと、1・2まで視力が上がったのに、しばらくすると0・5まで視力が落ちました。がっくりして仕事が手につかなくなっていましたが、「目の体操」を試したところ、**3カ月で視力は1・2まで戻り、**いまでは楽しく仕事に取り組めています。

体験談❷ 50代大学教授（女性）

もともと目はよいほうでした。ですので、老眼になってもメガネをかけたくなくて、「目の体操」を試しました。自宅で「目の体操」をした結果、**0・15の近見視力（近くを見る視力が0・4以下になると老眼となる）が0・5まで回復。**念願だった老眼鏡を手放すことができました。今は近見視力1・0を目標に頑張っています。

体験談③　50代会社員（男性）

緑内障で視野が半分欠けていました。「目の体操」を頑張って続けたところ、**3年で視野が元に戻りました**。老眼も、ほとんど進まずにいます。おかげさまで仕事もバリバリ頑張ってます。

体験談④　80代助産師（女性）

眼底出血をして、視力が0・03まで落ちました。お医者さんからは視力は戻らないといわれ、生きる意欲を失いかけました。でも「目の体操」を行った結果、**眼底出血も治り視力が0・4に回復しました**。今では職場復帰することができました。

体験談⑤　30代後半のパイロット（男性）

視力が0・6に落ち、副操縦士に降格されました。この歳なので、もう操縦桿《そうじゅうかん》を握ることは無理だとあきらめているところに、「目の体操」を教えてもらったのです。

一生懸命、「目の体操」を続けた結果、**半年後に視力が1・5まで戻り**、再び操縦桿が握れるようになりました。

体験談6 10歳の男の子

視力は1・5で、とくに問題はなかったけど、野球がうまくなって「阪神の4番打者になる」というのが夢でした。バッティングがうまくなるには、**動体視力を鍛《きた》えなければならない**といわれました。そこで「目の体操」をしたのだけど、先月、チームの4番打者になりました。

第3章

この習慣を身につければ、視力はよくなる!

目は、モノを見るだけのものではない

視力をよくするには、**目を温めること**が必要です。目が温まると、目と目の周辺の血流がよくなり、目に酸素と栄養をたくさん含《ふく》んだ血液が流れます。そうすることで、あなたの目は本来の力を取り戻すのです。

しかし、多くの人は目を冷やす7つの習慣を続けています。この悪い習慣をいかに改めるか。

「目の体操」（ビジョン・フィットネス）を毎日続けることで、あなたの視力は、きっと回復するでしょう。

目は太陽光発電所です。目に太陽光を浴びることで、顔に表情が生まれ、脳のスイッチが入ります。

植物が太陽光を浴びて光合成をします。それと同じように人間も、光合成に似た働きをしています。

目から太陽光を浴びることで脳のスイッチが入り、自律《じりつ》神経がバランスをとり、ホルモン分泌《ぶんぴつ》を促《うなが》します。そして、体内時計を整えて快適な睡眠がとれるようになるなど、体内のさまざまな働きを促すのです。

ところが視力が低下すると、この一連の流れに支障《ししょう》をきたします。

目が冷えることで、血流障害が起きます。さらに、目のよくない使い方が、脳のスイッチを切ってしまい、目で見たものが脳にうまく伝わらなくなります。

また、自律神経のバランスも崩れてしまいます。自律神経の乱れは、免疫力を低下させて、さまざまな病気を引き起こしてしまいます。

目のコンディションが悪くなるということは、単にモノが見にくくなるだけでなく、さまざまな弊害を生んでしまうのです。

ですから、**「目の体操」（ビジョン・フィットネス）で目の血流をよくして、目を温め、視力をよくすること**が大切なのです。

誰でも簡単にできる、この3つの目の体操をやってみよう

では、「目の体操」（ビジョン・フィットネス）がどういうものか。具体的なやり方は第1章で紹介したとおり。いたってシンプルです。場所も、時間も、手間もとりません。目と指さえあれば、誰でもできます。

ここでは、簡単にそのメカニズムを紹介しましょう。

❶目のパチパチ体操（クロージング・オープニング・フィットネス）

目のパチパチ体操とは、**眼筋のストレッチ**のことです。眼球を支え、目をキョロキョロ動かすのに必要な外眼筋《がいがんきん》と、ピントを合わせる毛様体筋《もうようたいきん》を総合的に動かす効果があります。とくに外眼筋は、眼球を支えている筋肉なので、この部分が凝《こ》り固まると、眼球が押さえつけられて眼軸《がんじく》が伸びていきます。

眼軸が伸びると近視の強度化にもつながるので、それをストップさせるのにも有効な運動が、目のパチパチ体操なのです。

また目の周りの表情筋も使うので、**目の冷えが解消し、血流が促進されて、血管の強化にもつながります**。

❷目のツボ押し体操（ビジョン・マッサージ）

身体に点在するツボは、気血《きけつ》の流れのポイントに相当します。

コンタクトやメガネをすると、目から出る気の流れが滞《とどこお》り、視力が落ちます。近視は血流障害ですので、血液の循環《じゅんかん》も滞っています。そこで**ツボを刺激し、目の周りの気血の流れを促進**させましょう。

❸指先追いかけ体操（シフティング）

動くものを見るときや目を動かすときは、目を速く動かす能力が必要です。しかし現代人は、パソコンやスマホなどをじーっと見ることが習慣になっているために、**目を動かす能力が衰《おとろ》えている**のです。

それでも、若いうちはまだよいでしょう。でも、歳を重ねていくうちに、使わなくなった目の筋肉は固くなり、速く動かすことができなくなってしまいます。ですから老眼の人は、早く動くものに目がついていけなくなるのです。

このような方にオススメなのが、**指先追いかけ体操（シフティング）**です。動体視力の強化に効果的です。

目の体操は、続けることで効果が倍増する

いかがでしたか。意識して目を動かしてみると、私たちが普段いかに「目の運動不足」だったかがわかるはずです。

人間の身体は、使わないと衰《おとろ》えていきます。身体の筋肉と同じです。筋肉は、使わないと衰えていきます。運動不足が続くと、筋肉が落ちます。筋肉は発電機と同じですから、筋肉は落ちると新陳代謝《しんちんたいしゃ》も悪くなり、発熱量も少なくなります。冷えやすい身体になってしまうのです。

目の筋肉も同じです。**目の運動不足が続けば、目の筋肉が落ちます。筋肉が少なくなると、発熱量が減るので、冷えやすくなるのです。**

でも、安心してください。身体の筋肉と同じということは、筋トレをして鍛《きた》えれば、また筋肉がつくということです。

目の筋トレが、この「目の体操」なのです。ですから、**続ければ必ず成果は出ます。**視力もきっと回復します。ぜひ、目の体操を習慣化してください。

もちろん、やりすぎると筋肉は疲労します。しかし、その段階を越えると眼筋《がんきん》が強くなり、「目の体操をしないと気持ち悪い」状態になります。こうなるとしめたもので、ここまで続ければ近視や老眼から脱出できるのです。

「継続は力なり」という言葉があります。ぜひ、みなさんも継続を心がけていきましょう。難易度《なんいど》はそんなに高くありません。〝できる〟と頭の中でイメージしていれば大丈夫ですよ。

これが、あなたの目を冷やす7つの習慣

「目の体操」（ビジョン・フィットネス）の目的は、**目を温めて、冷えを解消すること**です。

でも、そもそも目が冷えやすくなっている人は、**普段から目が冷えやすい生活**をしています。その悪い習慣を放置したままでは、いくら目の体操をして、目を温めても効果が半減です。

目の体操で目を温めるのも大事ですが、目を冷やさないよう心がけておくことに越したことはありません。

そこで、ここではまず「目が冷える7つの習慣」を紹介します。もし、自分にあてはまる習慣がありましたら、すぐにやめてください。

❶至近距離のものを見続けて、目を酷使している

朝から晩までテレビやパソコン、スマホなどを至近距離で見続けていませんか。とくに休むことなく、見続けていると、**目の筋肉が凝《こ》り固まり、視力が悪くなってしまいます。**

❷太陽光を浴びずに、人工光ばかり浴びている

夜型の生活になって自然な光である太陽光をほとんど浴びなくなっています。そして、昼でも室内で蛍光灯《けいこうとう》の下で、パソコンやスマホ、ゲーム、テレビから発するLEDや液晶《えきしょう》などの人工光を直接、見ています。また電磁波《でんじは》やブルーライトの弊害《へいがい》も見逃せないでしょう。

❸目と脳に疲労が蓄積《ちくせき》している

現代は、情報の90％以上が目から入ってくると思われています。視覚情報過多《かた》社会なのです。**目から入る過剰《かじょう》な情報が目だけでなく、脳を疲れさせ、**慢性疲労《まんせいひろう》状態に陥っています。

❹消化しきれないほど過剰な情報を摂取している

多くの人は、処理できないほど多くの情報を目から取り込んでいます。モノをみて、その情報を処理するために、多大なエネルギーを必要とします。**エネルギーの過剰消費は、酸化を促します。**つまり、活性酸素《かっせいさんそ》を目に溜《た》め込むことになるのです。

❺過度のストレスを溜め込んでいる

日常生活を営《いとな》んでいると、必ずストレスを感じる状況に直面するでしょう。それは仕方がないことですが、それでも必要以上のストレスを溜め込むことは、心や身体によいことではありません。それと同じように、ストレスは目にも悪影響を与えています。**過剰なストレスは血管を収縮《しゅうしゅく》させます。そして血液を汚して血流を悪くさせ、目を冷やす原因となります。**

❻冷え症である

冷え症の人は、目も冷えています。身体が冷えると、免疫力は低下し、病気を呼び寄せてしまいます。体温が1度下がると、免疫力が37％落ちるといわれています。視力の低下だけでなく、多くの病気の原因にもなるのです。

❼メガネ、コンタクト、オルソケラトロジー、レーシック手術に頼る

メガネやコンタクトは、視力を補正するものです。視力を回復するものではありません。オルソケラトロジー（オサート）は、特殊なカーブデザインが施《ほどこ》されたハードコンタクトを装用することで角膜《かくまく》形状を変形して矯正することです。これもメガネやコンタクトと同じ視力の補正にすぎません。

レーシック手術は、目の表面の角膜にレーザーを照射し、視力を矯正《きょうせい》する手術のことです。一時的に視力は回復しますが、もともとあった「見る力」を上げるわけではないのです。**いずれ視力は下がります。**

目が冷えて、血流障害が進んでいるにもかかわらず、それを放置して、これらの一時しのぎの方法を取る。それはますます血流障害を進ませ、どんどん目を悪くさせてしまうことにほかなりません。

こんなことでも、目を温めることはできる

また目の運動以外にも、目を温めることができます。先ほどの**目を冷やす習慣をやめればいいのです**。

まず、テレビやパソコン、スマホを見ることを、できる限り減らしましょう。パソコンやスマホなどを至近距離で見ることは、通常のデスクワークの2～3倍、目が疲れるといわれています。朝から晩までパソコンやスマホなどを見ていると、2～3日ぶっ通しで本を読んだのと同じともいわれています。

とはいえ、まったく見ないでいることなんてできませんよね。ですので、少しでも減らすように心がけること。そして、**作業の合間《あいま》に「目の体操」をしましょう。**

太陽光を浴びることが大切。でも、室内で過ごすことが多い私たちの生活では、それは難しいことです。ですので、次の4つの対策をためしてみてください。

❶身の回りの光源は、なるべく太陽光に近いものを使う
❷仕事以外では必要以上にパソコンやスマホなどを使わない
❸ブルーライトをカットするパソコン専用メガネ（カット率50％以上）を着用する
❹ブルーベリーやルテインサプリで活性酸素を除く

テレビやパソコン、スマホなどは、いずれも太陽と同じ発光体です。発光体を直接見ることとは、視力を悪化させるだけです。

しかも、太陽光はバランスよく各種の光要素を含みますが、電磁波《でんじは》やブルーライトを含む人工光は、その種類により光要素のバランスが悪い特徴があります。偏《かたよ》っているのです。

あなたの目は、思ったよりも疲れている

現代は、情報の90％以上が目から入ってくる視覚情報過多社会です。そのため、**目は慢性疲労状態**に陥《おちい》っています。それだけではなく、その情報の処理にも多大なエネルギーを消費しています。エネルギーの過剰消費は酸化を促し、老化を招きます。情報社会とは老化しやすい社会なのです。

そうならないためにも、まず情報収集から情報処理に考えを転換することをオススメします。考えることを増やせば、脳への血流が増加します。脳の血流増加は、そばにある目の周辺への血流増加につながりますので、目を温める方向に向かって行くこ

とになります。

もちろん、ストレスの増加も、目に過剰の負担をかけることになります。**過剰なストレスは血管を収縮《しゅうしゅく》させ、血流を悪くさせ、目を冷やす原因となる**からです。

最近よくみかけるのは、ストレス性近視や乱視の急増です。

私は、ストレスの解消法として、温冷浴《おんれいよく》をオススメしています。お風呂上がりにシャワーで足先から頭に向け、徐々に水をかけます。この作業を3回繰り返すだけ。意外にストレスがなくなりますし、冷え症も解消して、一石二鳥です。

最後に、みなさんの目をなによりも疲れさせているもの、それを指摘したいと思います。それがメガネ、コンタクトです。

近視や老眼は、いずれも目の冷えにともなう血流障害が原因です。そして、なによりも目が、「これ以上、酷使されたくない」というサインなのです。

たとえば、1・5の視力が15の血液を使うとします。この視力が0・1に低下するということは、血流が悪くなり、血液が1しか目に行かなくなることでもあります。ところが、メガネやコンタクトを使って、無理に補正し、視力を1・5にすれば、1・4の血液が足りなくなるのです。

ただ目が見えるだけで、**視力が回復して血液量が増えるわけではない**ので、やがて目は血液の量に比例して、視力が低下するように働きます。これが、ますます裸眼《らがん》視力が低下するメカニズムなのです。

メガネやコンタクトは、目をよくしない！

メガネやコンタクト、レーシック手術、老眼手術、オルソケラトロジー（オサート）

などを容易に頼ることは感心しません。大切はことは、視力をよくすることに注力することなのです。

近視手術や老眼手術、オルソケラトロジー（オサート）は、手術をしてもただ見えるだけで、**決して目の血流が増えるわけではありません。**

そもそも、これらの手術は、人工光のレーザーで角膜《かくまく》細胞を削《けず》ったり、盛り上げたりする、やり方です。

視細胞は死滅しますので、血流は確実に悪くなります。また無理矢理角膜を変形させるので、角膜に過度の負担がかかります。

結局、メガネやコンタクト、レーシックや老眼手術、オルソケラトロジー（オサート）をしても、いままでと同じように目を酷使する生活習慣を続けている限り、視力はいずれ低下します。

第4章

視力は、食べてよくする

食生活の乱れが、身体を冷えやすくしている

血流を促して目を温めても、肝心《かんじん》の血液がドロドロに汚《よご》れていたり、血管がもろく弱ければ、何の意味もありません。

そこで必要となってくるのが、**血流や血管年齢の若返り**です。

欧米やアジアなど、世界中で和食ブームが起こっています。体質を変え、血液をサラサラにする理想食なので、人気に火がつくのは当然でしょう。

ところが、日本では「和食離れ」という言葉があるように、和食を食べる人が減少傾向にあります。

私は基本的に和食派です。ご飯やみそ汁、納豆《なっとう》、焼き魚、焼きのりなどを、子どもの頃から食べています。

海外に1週間ほど出張して帰ると、成田空港で最初にすることは、和食のお店に入ること。それほど和食が好きなのです。

和食はれっきとした長寿食です。ただ、やはり欠点もあります。**欠点の最たるものが、タンパク質不足と抗酸化《こうさんか》物質不足です。**

しかも、食材の栄養価も以前よりかなり悪くなっており、食事だけでは必要な栄養素が十分摂《と》れなくなっています。

私は高齢化社会に対してはタンパク質が、情報化社会に対しては**抗酸化物質の摂取**が必要であると感じています。

また食の欧米化で、食生活の乱れから血液が汚れ、血管も固くなっています。これでは**目への血の流れが悪くなり、冷えの原因**になってしまいます。

目をよくするにしても、目だけに対策を講じて治すことはできません。血液をサラサラにして、血管の弾力性《だんりょくせい》も取り戻さなければ、目や脳への血流障害が生じ、それが冷えにつながり、最終的には視力低下を招《まね》いてしまいます。

こうした事態を防ぐには、体質を変えることが必要です。全身を活性化させる必要があるのです。

現代人に不足しているのは、タンパク質である

現代社会は「飽食《ほうしょく》の時代」でありながら、じつは新しい「栄養失調」が問題視されています。

いかにも不思議だと感じるのは無理もないでしょう。「日本のコンビニで廃棄《はいき》される食料で、世界の飢餓《きが》が救える」とよくいいますが、そんな国の人たちが栄養失調と

いうのは、驚き以外の何物でもありません。

若い女性はダイエットで、中高年はメタボ対策で栄養失調になるのですから、笑うに笑えないです。

でも、統計をみると、そのことがはっきりします。戦後間もない1946年のエネルギー摂取量は1930キロカロリー。ところが現在は1840キロカロリーと減っています。食料難の時代よりも現代の方が、エネルギー摂取量が少ないのです。

低栄養の原因は、タンパク質不足になります。

筋肉・血管・血液・皮膚・骨・ホルモン・酵素・髪の毛・爪など、身体はタンパク質でできているといっても過言ではありません。

タンパク質不足が生じると貧血(赤血球ができづらい)、脳出血(血管がもろくなる)、骨折（骨を支える筋肉が弱くなる）、肺炎《はいえん》（免疫細胞ができづらい）になりやすくなります。

年齢とともに食が細くなるのですから、**意識してタンパク質を摂《と》る**必要があります。

加齢により血管がもろくなり、筋力が低下して回復力も失われていくのですから、**視力を回復したいのでしたら、まず食事を改善する**ことが、いちばんの早道といえるでしょう。

1日に必要なタンパク質は、プロテインスコア100を基準に、体重に換算《かんさん》すると60キロの人は60グラム、70キロの人は70グラムです。

ちなみに私は小食で、1日2食にしています。そのため不足する栄養素は、栄養補助食品で補《おぎな》っています。

タンパク質は、質のよいアミノ酸を1日に2〜3回、10グラムずつ飲んでいます。その他、魚や肉、大豆などから1日50〜60グラム摂取するよう努力しています。

血流を若返させれば、冷えが解消して視力も回復する

目の血管は超極細です。それでなくても身体の一番上にあるので、血液が汚れで詰まったり、血管が固くなり弾力性が低下してしまいます。そうすると、**目に血液が行き渡らなくなり、目が冷えてしまう**のです。

人の老化は血管から、血管の老化は血液から、といわれています。これは目と脳の若返りは血管から、血管の若返りは血液からと置き換えられます。

血液の汚れは、万病《まんびょう》の元《もと》になっているのです。

また目によく効く**ワイルドブルーベリーのアントシアニン**についても紹介します。

アントシアニンの効能は次のようになっています。

●**血管透過性《とうか》**……毛細《もうさい》血管からいろいろな栄養や酸素が抜け落ちる

●**コラーゲンの産生《さんせい》機能を改善**……コラーゲンを作る力を向上させる

●**PAF拮抗《きっこう》作用**……血小板凝集《けっしょうばんぎょうしゅう》作用を抑制《よくせい》してくれる作用、すなわち血液がドロドロにならないようにしてくれる

●**血管保護作用、血管拡張作用**……動脈の平滑筋《へいかつきん》の緊張を取り除き、血圧を下げる

●**白内障《はくないしょう》防止作用**……白内障の進行を防止する

私が『目が甦える驚異のブルーベリー』（日東書院刊）で紹介してブルーベリーブームになった、北欧産野生種ブルーベリーから採《と》れるアントシアニンは、ヨーロッパでは医薬品として使用されています。

日本では健康食品として広く普及《ふきゅう》していますが、医薬品レベルの質のよいものを使用してください。

ちなみにイタリアでは、北欧産野生種のブルーベリーから採れるアントシアニン色

素＝VMA（バクシミリアム・ミルティルス・アントシアノサイド）が、医薬品として認められています。

強度の近視、暗所及び夜間での視力低下、網膜《もうまく》症、眼精《がんせい》疲労《ひろう》をともなう精神的・肉体的疲労、毛細血管の脆弱化《ぜいじゃくか》、胃・十二指腸潰瘍《かいよう》、皮膚潰瘍、皮膚筋炎、色素皮膚炎、静脈瘤《じょうみゃくりゅう》性潰瘍、床《とこ》ずれ、中毒疹《ちゅうどくしん》などに効果があるとされています。

またフランスでは、近視、夜盲《やもう》症、網膜症、血管障害、毛細血管脆弱に効果があるとされています。

毛細血管脆弱に効果があるというのは、**毛細血管からの栄養の漏《も》れを防ぐ**ということですから、目と肌がよみがえることに役立ちます。

その他、コラーゲンの産生能力を高め、コラーゲンの分泌《ぶんぴつ》を促進してくれます。

さらに目や脳を始めとした全身の血管強化になり、その血流を促進します。そのため**目が温まり、視力低下を招く目の冷えを解消**してくれます。

脂質の酸化を防ぐロドプシン

またワイルドブルーベリーに含まれるアントシアニンには、物を明るく見るために必要な**「ロドプシン」**という物質の再合成を促す効果があります。

ロドプシンは眼底に存在し、これが光の刺激で分解・再合成され、電気信号として脳に伝達されます。

しかし年齢を重ねるごとに再合成のスピードが遅くなり、ロドプシンそのものの量が減っていきます。

そのため中高年以降になると、モノが自然と暗く見えるようになるのです。ワイルドブルーベリーのアントシアニンでカバーしていきましょう。

またロドプシンには、脳の脂質《ししつ》の酸化を防ぐという役割もあります。脳はピンク色をしていますが、これは大量のロドプシンが存在しているからです。

脳はその6割から7割が脂質で構成されており、その作用には欠かせない存在です。しかし、一方で酸化しやすい性質も持っています。酸化した脂質は役に立たなくなるので、ロドプシンは脳を円滑《えんかつ》に動かすには必要です。

質のよいワイルドブルーベリーのサプリメントを飲むと、頭がスッキリします。ブルーベリーのアントシアニンが、脳の神経の中のロドプシンに影響を与えていることは間違いありません。脳の温かさを、保ってくれているのです。

イチョウ葉エキスで若返りする

イチョウ葉エキスは血管強化、血流促進、抗酸化機能、動脈硬化《どうみゃくこうか》改善機能に効果があるということを、14年前に『脳がイキイキ元気になるイチョウ葉エキス』（双葉社刊）で紹介しました。

イチョウ葉エキスもブルーベリーエキスと同様、ヨーロッパでは医薬品として扱われています。売上はベスト10で4〜5種類入るほど安定しています。

一方、日本では医薬品となっていません。

これは「天然物は医薬品にしない」というアメリカの流れを汲《く》んだ日本の薬事法が大いに関係しています。しかし、高齢化社会の日本人に役立つことは間違いないでしよう。

ヨーロッパでは医薬品として使われるイチョウ葉エキスは、その適応症として脳《のう》循環《じゅんかん》不全やそれにともなう機能障害（めまい、耳鳴《みみな》り、頭痛、記憶力低下）、不安感をともなう気分不安定や脳神経障害、脳外傷の後遺症などに効果があります。毛細血管循環障害（レイノウ病、末梢性《まっしょうせい》チアノーゼ、毛細血管脆弱）にも使われています。また循環器から感覚疾患《しっかん》障害、とくに眼科および咽喉科《いんこうか》の疾病《しっぺい》にも用いられています。脳の温度を、劇的に上げてくれるのです。

ルテインで目を活性酸素の害から守る

目の病気を防ぐ成分として、ルテインがあります。

ルテインはマリーゴールドやほうれん草、ブロッコリーなどに含まれる黄色の色素成分で、食べ物で摂取しようとすると、毎日ほうれん草を150グラム食べる必要があります。

吸収力には個人差がありますが、ほうれん草だけでルテインを摂取しようとするのは無理があります。

また**ルテインは網膜《もうまく》に存在する成分で、目を活性酸素の害から守ってくれます**。活性酸素は老化を早めたり、さまざまな病気を引き起こす原因といわれているので、ルテインは目にとってなくてはならない存在といえます。

このほか、ルテインとゼアキサンチンを10㎎：2㎎（5対1）に処方したものは、黄斑《おうはん》変性症の発症リスクを57％低下させ、進行リスクを26％減少させます。また、白内障の形成も低減させます。そして、有害なブルーライトをも吸収してくれるのです。

しかし、ここで注意してほしいのは、目の血流障害（血管がもろくなり消失し、血流が悪くなっていること）を放置したままルテインを摂取しても、思った通りの実感は得られないということです。

質のよい医薬品レベルのブルーベリーのサプリメントを飲みながら、ルテインを摂取するのが大事です。また、ルテインの単独使用はオススメできません。

第5章

目の体操には、こんな効果もある！

目のシワやクマも、原因は冷えだった

朝から晩までパソコンやスマホなどの携帯端末を一定の距離で見続けていると、**目やその周囲の筋肉に〝凝《こ》り〟が生じます。**

そして視力が低下し、目が小さくなり、クマやシワが生じ、左右の目の大きさが違ってきたり、顔が歪《ゆが》んだりします。

とくに、目の筋肉は奥に入っており、手で触ることができません。そのため、**【凝り】**→**【痛み】**→**【痺《しび》れ】**→**【麻痺《まひ》】**という〝筋肉の警告〟に気づくことができないのです。

そして、そんな部位に痛みが生じるということは、かなり状態が悪いということを示しています。たとえば、眼痛が生じる緑内障《りょくないしょう》がその一例です。

朝から晩まで椅子《いす》に座ると、ヒザ・腰・首が曲がり、身体のさまざまな筋肉が圧迫を受け、目と脳に血液が行きづらくなります。それでなくても、**目と脳は身体の一番上にあるので、血液が行きづらい**のです。

血液の旅は心臓から始まります。1日に30トンの血液を、全身に流しています。全身の血管の長さを合計すると、地球2周半になるそうです。膨大《ぼうだい》な距離を、血液は旅し続けているのです。

血液の分布では、血液の3分の2は下半身に存在し、血液の4分の3は静脈血として存在します。血液の多くが下にあり、かつその多くは老廃物《ろうはいぶつ》を含んだ汚れた血液ですから、目と脳は割を食って冷えていると言えるのです。静脈血の戻りを、よくしなければなりません。

また首を前に倒すだけで、脳に行く血液の量が4分の1に減ります。私たちが思っている以上に、**血液は目と脳に行き渡っていない**のです。
脳に血液が3〜5分行き届かなくなるだけで、脳は働かなくなるそうです。これは、脳の毛細《もうさい》血管網が身体の他の部分に比べると極端に細いのが関係しています。

すべての体調不良や病気は冷えが原因とされています。血流障害です。

ところで、目に手を当ててみてください。目がひんやりしていませんか。**目が冷え症になっている証拠です**。目は脳の一部で最先端ですから、脳も同時に冷え症になっているのです。

目に血流が行かなくなると目が小さくなり、クマやシワができてしまいます。そうなると表情も暗くなり、見た目で損をしてしまいます。目の血流障害は、目やその周りだけに影響を及ぼすのではなく、脳の他の部分にも影響を及ぼすのです。

「目の体操」（ビジョン・フィットネス）では、目と目の周りの筋肉を動かします。

目の筋肉の柔軟性が戻ると、スポイトで水を吸い上げるように、目に血液が集まります。するとと目がよくなり、目が大きくなり、クマやシワがなくなっていく。まさしくいいことずくめで、目が美しくなるのです。そして血液が目に供給されるようになり、目の温度が上がるのです。

目が悪い人は、なぜ老け顔になりやすいのか？

前にも述べましたが、**目の疲れや目の運動能力低下を放置しておくと、視力はどんどん低下します。**そして、視力が低下するにつれて、目がどんどん小さくなっていきます。

また視力が高い人でも、目の疲れを放置し、パソコンやスマホの画面を前かがみの姿勢で見て、瞬《まばた》きしない生活を続けていくと目が小さくなってしまいます。

目が見えなくなってくると、なぜ表情が暗くなり、目が小さくなっていくのか。それは、チャートを見ていただければわかると思います。

要するに、**視力が下がることで目の運動能力が低下し、目を細めるのが当たり前になり小さく（細く）なっていく**からです。

目が小さくなることは、脳が「目が酷使されています、これ以上の光の刺激を入れないように！」というサインを出しているのではないでしょうか。

いくら小顔が流行っているからといって、目まで小さくする必要はありません。目はパッチリ大きい方が、美しく見えるに決まっていますよ。

第一印象は8割方、目で決まります。一瞬でその人の人柄を見抜くのですから、気をつけなければなりません。人からどう見られているのか、見た目は大事です。ときには人生を変えることもあります。

目のバランスが悪いと“不調”になる

目のバランスが崩れる

身体に連鎖
- 正しい姿勢が保てなくなる
- 首凝り、肩凝り、腰痛、ひざ痛が生じる

心に連鎖
- 気分にムラが出る
- 不安感に苛まれたり、心配性になる
- うつになる

脳に連鎖
- 考え方に偏りが生じる
- ホルモンバランスが崩れる
- 自律神経のバランスが崩れ、食欲にムラが出たり、不安症になったりする

目が小さくなる原因は、スマホやパソコンだった

目が悪くなり、目が動かなくなって見えなくなり、そして目が小さくなったのには原因があります。パソコンとスマホ、ゲーム、テレビなどの**小さな画面を長時間、至近距離で見ること**です。

朝から晩までパソコンを使い、空き時間にはスマホでメールやゲームをするのですから、目が悪くなって見えなくなるのは当たり前です。「目が悪くならないほうがおかしい」ともいえます。

現代社会では、目のよい人が本当にいなくなりました。

長時間、至近距離で小さな画面を見ていると、**自然と視野が狭くなります**。多くの

人がそれに気づいていません。なかにはスマホを見ながら、地下鉄の線路に落ちてしまう人もいるくらいですから。

目を大きく見開かなくても、目を動かさなくても、小さな目で十分足りるようになってしまったのです。

また脳の情報処理能力も、目が小さくなる要因のひとつに挙げられています。

モノを見過ぎて目を酷使していると、脳の情報処理能力が追いつかなくなります。余計なことにエネルギーを使わないように、脳が情報処理に全力で取り組めるように、目も小さくして適応します。

ところが目で見たものを情報処理するには、たくさんの血液を要します。そのため、「もうこれ以上見ないで！」と脳がサインを発するのです。

このサインを無視してモノを見続けると、クマやシワができ、どんどん目が悪くなり、小さくなり、「もうこれ以上情報処理できません！」と身体から教育的指導を受けます。

ところが、この指導も無視して多くの人は、メガネやコンタクト、レーシック手術などに頼って一時しのぎして、目に対して負担をかけ続けているのです。

この負担が続けば、やがては強度近視から合併症として緑内障・白内障・黄斑《おうはん》変性症・網膜剥離《もうまくはくり》などを発症し、**失明のリスク**まで背負ってしまいかねません。

こうした状態になるのを防ぐため、人間は目を小さくして対処しているのです。

目を小さくするのは、脳が壊れないように守る大事な行為ですが、美容にはマイナスですね。

2つのフィットネスで、目の美と健康を取り戻そう

目のフィットネスで目をよくしながら、目を大きく美しくチャームアップすることは可能です。

ここからは、目の〝美〟と〝健康〟を一挙に手に入れる目のトレーニングと習慣術を紹介していきます。

❶目を大きく美しく、肌もつやつやにする目のフィットネス

その場で目が大きくなる、おもしろい実験があります。

朝から晩まで前傾《ぜんけい》姿勢でパソコンを見つめ、仕事をする人が少なくありません。またスマホや情報端末を使うときも、基本は下向き姿勢です。目の筋肉や表情筋も、首

や肩の筋肉と連動しています。また重力も働きます。これらが相《あい》まって、目を小さくします。長時間悪い姿勢で居続けるのですから、やがて「小目」に固定されてしまうのです。

姿勢を正して無理な重力を解放し、目の体操で目と顔の筋肉の状態を元に戻せば、目は簡単に大きくなります。

❷パソコンとスマホを使う位置を変えて、目を大きくするストレッチ

パソコンの位置を、姿勢を正し、画面の中央に目の高さが来るように設置します。そしてキーボードは、腕が90度曲がる位置に置きます。

これにより前傾姿勢で目が小さくなった分を元に戻します。目をある程度大きく、瞬きしないといけなくなりますので、上瞼《うわまぶた》と下瞼《したまぶた》の筋肉のストレッチになり、ドライアイ防止にもなります。

またスマホも姿勢を正し、目の高さにスマホの中央がくるようにします。パソコンと同じような効果が期待できます。

目を大きく美しく 肌もつやつやにする目のフィットネス

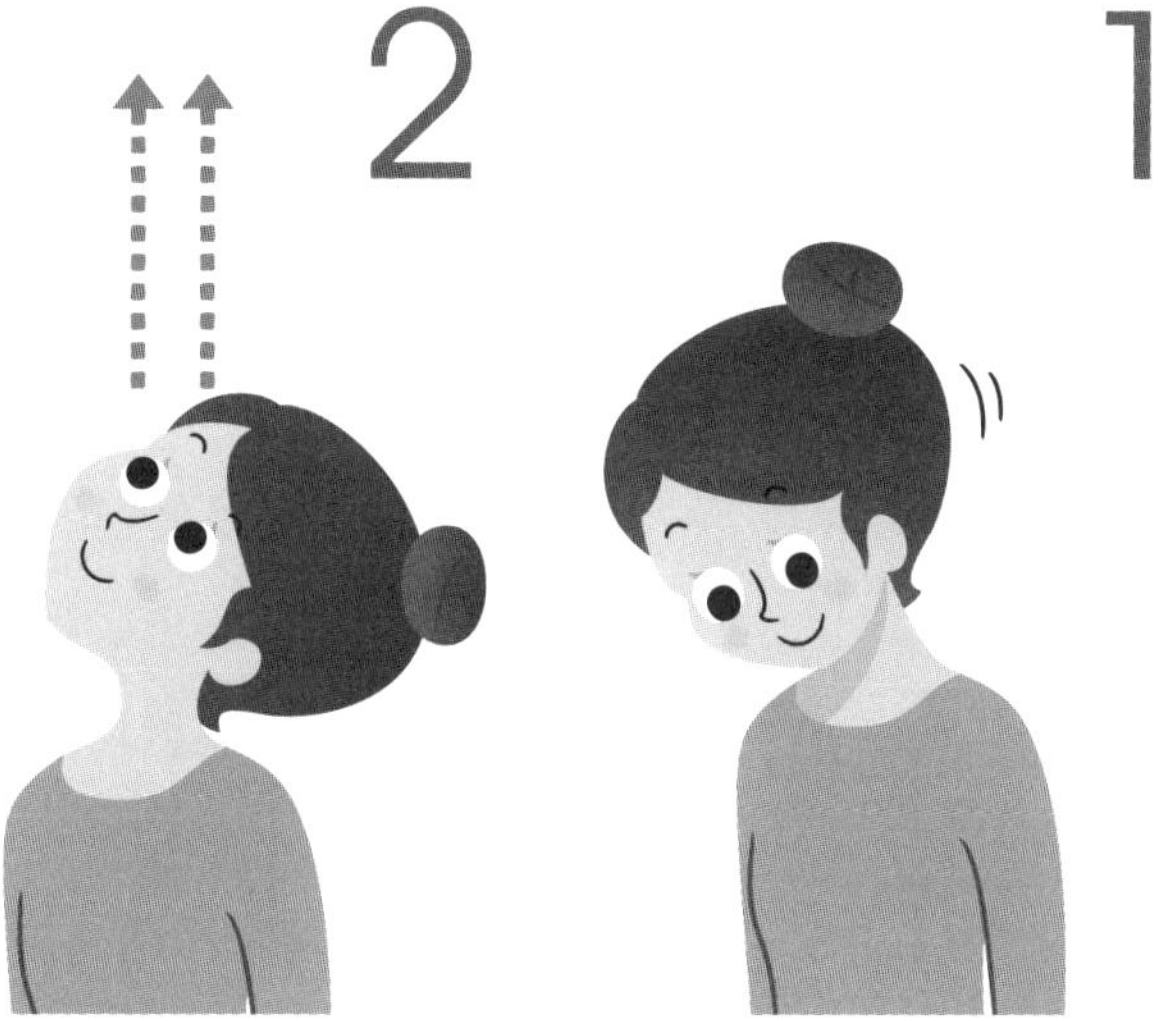

1
あごを首につけた状態から……。

2
首を上げて天井を見る。

POINT

●姿勢を正して無理な重力を解放し、目の体操で目と顔の筋肉の状態を元に戻せば、目は簡単に大きくなります。

目の体操をすることで顔の筋肉が一緒になって動き、温まっていきます。目を小さくさせていた縮こまった筋肉を、内側からストレッチしてくれます。

とはいえ、これらの方法は簡単な分だけ、持続力はいまひとつです。

そのため、**大事なのは空いた時間をこまめに使い、毎日お化粧をするように繰り返すことです。**

「いつまでも若く、美しくいたい」という強い願いが、〝目ビューティー〟を実現させることを忘れずに！

毛細血管が、あなたの目の健康と美容を実現

目のビューティーの決め手は、毛細血管にあります。

全身の血管の99％が毛細血管です。心臓から大動脈を通じて流れた血液は、最後は全身に広がる毛細血管へと流れ、身体のすみずみの細胞にまで栄養と酸素を送り届けていきます。

そんな重要な働きをする毛細血管ですが、じつは弱くて傷つきやすいという一面もあります。毛細血管は、傷つくと炎症を起こします。また、毛細血管から栄養分や水分が漏《も》れたりします。そして、毛細血管自体が消滅したりします。

こうなると、身体のすみずみにまで栄養を送り届けることができなくなります。新鮮な栄養素が不足するので、たとえばコラーゲンを産生する力も落ちます。そのため目が小さくなって、クマやシワができるのです。

毛細血管は、老廃物を排出するという重要な役割も果たしています。しかし、毛細血管が傷つくと、老廃物が細胞に溜《た》まったままになります。それが、くすみやむくみの原因になるのです。

朝から晩までパソコンやスマホなどの情報端末を使っていると、**「ビジュアルストレス」（見るストレス）**が溜まります。

情報社会では、このビジュアルストレスが持続的かつ永続的に溜まります。**これが、目への重い負担になる**のです。このストレスが問題なのは、本人が自覚することなく、溜まっていくことです。

情報端末を見るとき、目は画面に集中し、一点を凝視《ぎょうし》します。全神経が見ることに集中されるので、ほとんどの人は表情ひとつ変えません。目の筋肉は一定に保たれ、表情の筋肉がほとんど使われないからです。

目と顔の筋肉は、運動不足になります。

運動不足は、目の冷えを招きます。この冷えを解消するためにも、**「目の体操」をして、目の筋肉を動かし、血管と神経をマッサージして血行をよくすることが不可欠**です。

「目の体操」は、血行をよくするだけではありません。体操により、規則正しい運動を繰り返すことで毛細血管が強化されます。そして、血流がよくなると豊富な酸素と栄養が供給され、毛細血管がいっそう強くなります。

このようなよいサイクルができると、目への血流量が一気に上がり、目や顔の健康と美容が実現するのです。

目の体操で、コラーゲンを再生する

肌のつややかさや筋肉の柔軟性は、コラーゲンが重要な役割を担っています。

ところで、コラーゲンのウソってご存知ですか。コラーゲンのサプリメントが人気ですが、じつはサプリメントでコラーゲンを摂取しても、コラーゲンとして体内には吸収されないのです。

コラーゲンは、もともと体内で作られるものです。タンパク質を原料とし、肝臓で生成されます。肝臓が元気で、タンパク質をしっかり摂っていれば、コラーゲンは自分で作れますので、何の心配もありません。

目が必要とするコラーゲン、皮膚が必要とするコラーゲン、というように、それぞれの身体の部分にあったコラーゲンが作られ、それぞれの身体の部分にちゃんと送られていきます。

ただ最近、「ダイエットのため」などと野菜ばかりを食べ、タンパク質をほとんど摂っていない人がいます。大事な原料が不足すれば、コラーゲンがちゃんと作られなくなるのは当然です。

ダイエットで体重を減らすことはできても、美容にはよくない……。それでは、意味がないですよね。

コラーゲンの産生能力は、北欧産野生種のブルーベリーなどから摂《と》れるアントシアニンで高めることができます。珍しい働きを持っているので、ぜひ活用してみてください。

それともうひとつ、コラーゲンを作る能力を高める方法として、私がオススメすることがあります。**「目の体操」をすること**です。

目の体操で古くなったコラーゲンを再生することができます。ストレッチでコラーゲンを作る繊維芽《せんいが》細胞が刺激され、コラーゲンの再生が発生するのです。

ちなみに余談ですが、コラーゲンとともに美容効果がある成長ホルモンについても紹介しましょう。

成長ホルモンは、子どもに対しては、成長を促《うなが》すホルモンとして使われています。ところが、大人になると、身体を修復するホルモンとしての役割を持つようになるといわれているのです。

この成長ホルモンが盛《さか》んに分泌《ぶんぴつ》されるのは、午後10時から午前2時まで。この時間帯にしっかり睡眠を取ることで、身体が修復されます。

睡眠時間は7～8時間が理想です。「早起きは三文《さんもん》の得」といいますが、これは成長ホルモンの大切さをいっているのでしょう。

ときには、重力から解放されてみよう

私たちの身体は、つねに重力を感じています。でも、ときにはこの重力から解放されてみては、いかがでしょうか。

横になって寝ると、身体は楽になります。限定的ではありますが、私たちの身体が「重力からフリーになる」からです。

普段は重力によって筋肉や血液が下へ下へと引っ張られます。ところが、横になることでその重力から解放され、身体のリモデリング（再生）がはかられるのです。しっかり寝ることが大事というのは、そういう理由もあるのです。

でも、もっと重力から解放される方法があります。逆立ちです。重力が反対に働き、脳に血液がドンドン送り込まれます。下になった目にも血液が流れ込んで、リフレッシュします。

逆立ちができない、という人もいるでしょう。そういう人は、傾斜があるところに頭を下にして寝転がってください。そして、この状態で10〜20分ほど過ごし、その後、手と足を上に挙げて約1〜2分ブルブル震わせます。これで、逆立ちと同じ効果が得られます。

目の使い方が悪い人は、なぜ顔が歪みやすいのか

最近、目の大きさが違い、顔まで歪《ゆが》んでいる人が増えています。これは相手によい

印象を与えません。

顔が歪む原因は、**目の使い方に問題**があります。情報端末を、姿勢を崩して読んだりすると、このような症状に見舞われやすくなります。

女性は毎日、鏡を見て化粧をするので、顔の歪みに気づきやすいでしょう。でも男性は、そのような習慣があまりないので、自分の顔の歪みに気づかない人が、結構いるようです。


日本人の約8割は、目と顔に歪みがあります。

目が悪くなると顔・脳・心・身体の順番に歪みが生じます。鏡を見ると、すぐに「なるほど」と納得します。

多くの場合、左右の目の大きさや高さ、左右の顔の大きさや高さに違いが生じます。

目と顔の歪みは首凝《こ》り、肩凝り、腰痛、ひざ痛につながります。


ちなみに、顔の歪みの原因は、**噛《か》み合わせの悪さ**や**寝姿の悪さ**にあるといわれています。食べる時間は、合計すると1日約1時間にもなります。そして、寝る時間は1日5~8時間。1日の4分の1~3分の1近くです。

噛み合わせや寝姿というと、ほとんどの人は気にもしていませんが、じつは1日の結構長い時間を占めているのです。

でも最近では、もうひとつ新しい原因が出てきたと私は見ています。モノを見るときの姿勢です。

至近距離でパソコンを見続けていると、両目は「気をつけ！」から「休め！」の姿勢にモードを切り替え、片目で見るようになります。これにより、両目のバランスが崩れてしまっているのです。

携帯電話やスマホはもっと至近距離で見ているので、そのバランスの崩れが顕著《けんちょ》です。なおかつ、片手で操作します。両目のバランスがますます崩れていくのです。

両目のバランスが崩れると、顔のバランスも崩れます。

目を細めることで両目の大きさに違いが生じ、左右の顔の大きさにも違いが生じます。これが身体に連鎖《れんさ》すると正しい姿勢が保てなくなり、首凝りや肩凝りなどにもなってしまいます。

目のバランスが悪くなることでさまざまな弊害が出てしまうのです。

こうした歪みは「目の体操」で解消できます。

第6章

視力がよくなれば、脳も若返る

若くても「脳力」は低下する

「目の体操」（ビジョン・フィットネス）は、脳にも効果があります。

たとえば、「脳トレ」に関する書籍やゲームがたくさんあります。テレビでもよく取り上げられています。

この「脳トレ」ですが、どれも目で見た情報をどれだけ早く、そして正確に脳に伝えられるか、それをトレーニングしているのです。

つまり、**脳トレは、すべて「目トレ」**だともいえるのです。


子どもの学力低下や若い人の思考力低下も、目に原因があるといわれています。目がよくないと、脳も働きも鈍《にぶ》くなるのです。

脳年齢チェック

当てはまる項目にチェックを入れて、
脳年齢を調べてみましょう。

- □ イライラしてすぐキレやすい
- □ ときどき自分が何を言っているのか わからなくなることがある
- □ 覚えようと思っても覚えらえない
- □ 長い文章を読むのは嫌だ
- □ 本を読んでも内容を理解しづらい
- □ 本を2度も3度も読み返す
- □ 何を言われてもうわの空である
- □ 言われたことを一度で理解できない
- □ 話題についていけないことがある
- □ ボーっとしていることが多い
- □ じっと我慢しているのが苦手

診断チェックの結果
1～2個……中年　3～4個……そろそろ高齢者
5個以上……高齢者

POINT

脳年齢は、実年齢とは違います。若くても脳の動きが鈍くなっている人がいれば、年配者でも脳がしっかりしている人もいます。問題は、目で見たものをちゃんととらえているかどうか。情報がきちんと脳に行き、情報処理されているかどうかです。

なぜ脳の働きが鈍ってしまうのでしょうか。**それは視力が低下することで、目で見た情報をうまく脳に届けることができなくなり、やがては脳の情報処理もうまくできなくなってしまう**からです。

ボケの語源は「ピンボケ」です。「ピントがぼやけている状態」のことです。ピントがぼやけているので、目で見た情報をうまく脳に届けることができなくなり、脳の情報処理もうまくできなくなってしまうのです。

「何を見ているのか」「何を考えているのか」がわからない状態。これが「ボケ」なのです。

そのようなことを解消するには、しっかり見て、しっかり考えることが大切です。そこで、まずは自分がどういう状態なのかを確認するために、「脳年齢チェック」をしてみてください。そして対策を練《ね》っていきましょう。

記憶力を高める目のトレーニング

あなたの「脳年齢チェック」はどうでしたか。

自分が思っていたよりも年齢が上になっていて、驚いたという人もいるのではないでしょうか。そういう人は、振り返ってみると、「最近、何か変だな」と感じることが多かったはずです。

情報処理能力が落ちると、思考が停止して、知的にものが考えられなくなり、そのためイライラしたり、すぐキレたりする。そんな傾向が出てきます。それは、記憶力、集中力、想像力など主要な脳の機能が悪くなっている証拠なのです。

脳年齢を下げるのも、「目の体操」が効果的です。目をよくすることで、脳の働きも取り戻せますので、ぜひ試してみてください。

でも、目のトレーニングで、記憶力、集中力、想像力を向上させることも可能です。

ここでは、そのトレーニングをいくつか紹介しましょう。

まずは記憶力を向上させる目のトレーニングです。

一瞬、目で見て記憶することは情報処理の基本です。目で見て記憶力を発揮するためには、物事を秩序《ちつじょ》立てて整理する気持ちが必要です。例えば、次の問題を解いてください。

秩序立てて整理しようという気持ちで見ると、覚えやすいことがわかるでしょう。このトレーニングを繰り返すことで、記憶力を上げていってください。

記憶力を高める目のトレーニング❶

まずは左側の16字を、1秒で見て覚えます。
次に右側の16字を1秒見て覚えます。

オパアイ	オレンジ
レパセチ	パパイア
ンイロジ	アセロラ
ジアラク	イチジク

記憶力を高める目のトレーニング❷

次に示す物を1行ずつ、1秒見て紙に書き取ります。
⑤と⑥は図形・色を書き写します。

1.	不	い	△	×	8	T
2.	屋	カ	S	→	9	自
3.	は	又	Z	恩	6	5
4.	朝	H	7	↓	5	ゥ
5.	○	□	●	↑		
	→	△	◇	★		
6.	赤	黄	茶	青		
	白	緑	紫	金		

集中力を高める目のトレーニング

目は視野を狭《せば》めて小さな物を見ると、自然に集中状態に入ります。スマホを見ているときは誰でも集中状態に入っています。

そこで、**集中力を高める目の体操**をしましょう。

ストロー トレーニング

❶ まずはストローと爪楊枝を用意し、ストローに爪楊枝を突き刺す。

↓

❷ ①の作業を片目で行う。

↓

❸ 最後に①の作業を左目で行う。

POINT
最初はなかなか穴の中に爪楊枝が入りませんが、やっているうちに入るようになります。最後にスピードアップして同じことをするうち、集中力が高まり勘もつかめてきます。

想像力を高める目のトレーニング

未知の物に遭遇《そうぐう》したときにものをいう想像力を、**目の体操**で養《やしな》いましょう。

目の体操 想像力トレーニング❶

次の漢字で、仲間外れをひとつ見つけてください。
（答えは143ページ）

❶
去青皮立州竜圭由工谷

❷
品料器客昼事堂材券

❸
城木馬玉北葉京奈

目の体操 想像力トレーニング❷

数字が一定の法則で並んでいます。
□に当てはまる数字を記入してください。
(答えは143ページ)

❶ 2 0 0 □ . 1 2 . 3 1

= 2 □ . 1 2 . 3 1

❷ 1 4 9 □ 25 36 □ 64

目の体操 想像力トレーニング❸

漢字をバラバラに分解しました。
何という漢字でしょうか？
想像してみましょう。（答えは143ページ）

（答えは143ページ）

1. シ 弓 ム ヒ 虫 去 イ

……□□□

2. リ 寺 日 門 害 日

……□□□

3. 土 戸 十 又 ネ 申 ネ

……□□□□

4. 成 シ 平 皿 青

……□□□

5. 心 立 口 日 十 千 立

……□□

目の体操 想像力トレーニング❹

下の❶、❷の中から、漢字を組み合わせて
それぞれ4つの四字熟語を完成させなさい。
（答えは143ページ）

❷

故	退	新	医
不	温	乱	源
進	同	出	食
心	処	知	一

❶

天	五	心	無
中	下	以	里
太	中	伝	夢
平	我	心	霧

第7章

緑内障　加齢黄斑変性
網膜剥離　白内障

気になる「目の悩み」を解決

注意！　目がこうなると、眼病になりやすくなる

この章では「目の病気」についてのお話をします。

その前に、**近視が進んで視力が低下すると、次第に眼球がラグビーボールのように伸びる**ことをご存知ですか。

この動きを止めないと、近視の合併症の緑内障《りょくないしょう》、黄斑《おうはん》変性症、網膜剥離《もうまくはくり》、白内障《はくないしょう》などの目の病気にかかってしまいます。

これは眼球が伸びることで網膜が引っ張られ、隣接している視神経や黄斑部が萎《い》縮《しゅく》することで血流障害を起こしています。とにかく近視をストップし、眼球の伸びを止めることが何より大切です。

一般的に眼球の長さは平均24ミリといわれ、近視が3D（ディオプター：近視の度

数を表す単位）進むにつれて1ミリずつ伸びるといわれています。たとえば、6Dの強度近視だと眼球が2ミリ伸び、12Dだと4ミリ伸びる計算になります。

一般的に眼球は、2ミリ以上伸びると危ないとされています。6D以上の強度近視を医学の世界では「病的近視」と呼び、病気であるとするのもうなずけます。

眼球が伸びると病気を招くおそれがあるので、「目の体操」（ビジョン・フィットネス）で温め、伸びをストップさせましょう。

緑内障――失明原因ナンバーワンの目の病気

現在、緑内障は日本の中途失明原因のナンバーワンとされています。

緑内障は眼圧（眼球内を満たす房水《ぼうすい》の圧力）が上昇することで視神経が圧迫され、

視野が欠けたり、物が歪《ゆが》んで見えてしまう症状です。ただし最近では、眼圧が正常値でも視神経が萎縮し、緑内障になるケースも増えています。

近視の合併症として中高年に急増しており、40歳以上の日本人の強度近視の5〜6人に1人が緑内障であるという調査結果もあります。

ビジョン・フィットネスセンターでも、緑内障やその疑いがあると診断された方がたくさんきています。なかには視野が欠損《けっそん》している人もいます。これは緑内障が一般的な病気になったことを示しています。

また最近では、**20代や30代でも、近視の合併症の緑内障に関する相談を受けること**があります。

ところで、近視が原因の緑内障は、ほとんどが血流障害のようです。目の酷使と首から上の血流が極端に低下し、視神経に栄養がいかなくなった結果、徐々に視神経に萎縮が生じ、視野が欠損したものと考えられます。

ちなみに左右の目が両方とも緑内障になっている人は少なく、目の使い方がアンバランスで、片目だけ酷使して使っている人が重症化する傾向があります。

そして肩の凝《こ》り方がひどい方も、重症化する危険性を秘めています。

一般的に、緑内障は症状が出ないまま進行するので、発見しづらいようです。また目の奥の痛み（眼痛）を訴える方が多いそうです。そして、目の凝りを放置すると、それはやがて痛みへと変化します。

目を酷使し、目の筋肉がかたまることで血流が悪くなり、徐々に痛みが生じたものと考えられます。

そういう意味で、**目の体操によって正しい目の使い方を知り、眼筋をストレッチさせることで、症状をよくする可能性がある**ことは、十分に考えられます。目の体操で、目のなかの血管を刺激し、視神経の流れをよくしましょう。

視野が欠損すると、「失明するのではないか」という不安感が増していきます。それにより不眠症に陥る人も少なくありません。まずは**眼科で定期的な検査**を行ってください。病気の進行が止まれば、不安の半分以上が解消されます。

そして眼圧の高い緑内障については、次のようなことがいえます。まずは、なぜ眼圧が上がるのかということを考えてほしいですね。

例えば、これを血圧に置き換えて考えてみましょう。

中高年以降、血圧は動脈硬化《どうみゃくこうか》が進み、高くなる傾向があります。

一般に血圧上昇は悪い傾向だと考え、降圧剤《こうあつざい》（血圧を降下させる薬）を服用します。しかし動脈硬化が進むと、普通の血圧では脳や手足の毛細血管に、血液を供給することができなくなります。

それを心配して、身体が自動的に血圧を上げ、身体の隅々《すみずみ》まで血液を供給しようとする。そのために血圧が上昇するのだと、私は考えています。

そのために大事なことは、なるべく血管を強化し、運動したり栄養に気をつけることで血流の回転数を上げ、どんどん供給することで血圧を下げることではないでしょうか。

これは自分が努力することで血流をよくし、血液を身体のすみずみまで供給し、血圧を下げる方法です。一方で、降圧剤で無理に血圧を下げると、すみずみの血管まで血液を供給できなくなる可能性があります。

そして、これを目に当てはめてみましょう。

血圧と同じように眼圧《がんあつ》をとらえ、**目の筋肉を鍛《きた》え直し、血管を強化して血流を促《うなが》す**ことによって血流の回転数が上がります。

眼圧を下げて正常化すれば、栄養の供給もよくなるのではないでしょうか。

加齢黄斑変性――近年、高齢者に増加している

加齢黄斑《かれいおうはん》変性も、アメリカではトップの中途失明原因となっています。

そして**日本でも、欧米型の食生活の普及によって加齢黄斑変性になる人が急速に増えています。**

黄斑部は光の刺激を受け入れる大切な場所であり、酸化しやすい場所でもあります。また脳に情報を伝える視神経の細胞が集まっている場所でもあり、黄斑部の中心である中心窩は、もっとも視力がよいところとされています。

黄斑部の特徴は、血管がない組織ということです。これは爪や髪と同じように、それ自体に血管はなく、周りの血管から血液をもらい生き延びている細胞です。

加齢黄斑変性とは、年齢が上がるにつれて黄斑部が変化し、視機能が損《そこ》なわれる病気です。ただし、20~30代でも発症するケースがあるので、必ずしも加齢が原因というわけではありません。

病気の原因はハッキリとはわかっていませんが、目の酷使や食事、紫外線、体質などが影響するとされています。

また黄斑部には血管がないので、血流が悪化すると黄斑部に送られる血液が少なくなってしまいます。そのため、血流障害による影響を受けやすいのです。

病気が悪化すると視界が歪《ゆが》んだり、曲がって見えたり、視野の中心が欠けるなどの視覚障害が起こります。

ですから、**症状が進む前に「目の体操」で血の流れをよくすることが大事**です。また、活性酸素による酸化も病気を引き起こす原因のひとつなので、抗酸化物質を摂取するようにしましょう。

医薬品レベルのブルーベリーやルテインのサプリなどもオススメです。

ちなみに、最強度近視で加齢黄斑変性が原因で、ほとんど視力を失ったという方がビジョン・フィットネスセンターに小学生のお子さん2人を連れて来所したことがあります。眼科では失明を覚悟するようにいわれ、悲痛な面持《おもも》ちでした。

コンタクトをしてもほとんど視力が上がらず、0・1以下の状態でしたが、「目の体操」をはじめ、いくつかのトレーニングなどを行った結果、徐々に視力が出てきて、現在では0・3〜0・4ほど見えるようになっています。

また別の方は最強度近視が原因で、片目黄斑変性症を発症して失明していましたが、1年あまり目の体操をしているうちに視力が戻ってきて、ぼんやりながら見えてきたそうです。

あきらめないで努力した成果ですね。

網膜剥離——網膜が剥がれると視野が狭くなり、失明にいたる

最近は、強度近視の人が老眼になり、網膜剥離《もうまくはくり》になる方が増えました。

私の知り合いで強度近視の方が先日、網膜剥離になり、大学病院の眼科で受診したところ、あまりに多くの網膜剥離患者がいることに驚いたそうです。その後、私のと

ころへ相談に来られました。

網膜剥離は、網膜裂孔《れっこう》（網膜の裂け目）が起こることで生じる病気です。
中高年になると網膜の血流が悪くなって引き起こされがちですが、**近視の合併症で引き起こされることが圧倒的に多い**です。近視老眼の方は気をつけてください。

そして近視が強度化すると、眼軸《がんじく》が伸びます。目がラグビーボールのように伸びていきます。これにより網膜が剥《は》がれやすい状態になり、後極部が剥がれやすくなる傾向があります。

目は水風船のようなものです。身体の7割は水です。従って、重力の法則により前傾姿勢で物を見たり、あるいはうつぶせで寝たりすることで、眼軸はどんどん伸びていきます。これにより、近視がますます進んでいきます。

網膜剥離になる前は、目の前に透明な綿《わた》ぼこりのようなものが飛ぶ「飛蚊症《ひぶん》」という症状が出てきます。

そのため、日頃から飛蚊症の状態が出ていないかどうか確認しておきましょう。もし症状が現れたときには、すぐに眼科医に診てもらいましょう。その後は、自分で「目の体操」をして対策してください。

また**強度近視の人は、年2回は定期的に眼底検査を受ける**とよいです。初期の状態で気づけば、目の体操で大事に至らないようにしましょう。

さらに網膜は強い刺激を受けると剥がれやすくなるので、なるべく目に強い刺激を与えないようにしましょう。ストレスも目に負担をかけるので、なるべく強いストレスを受けないようにするとよいです。

白内障――モノがかすんだりぼやけて見えたら要注意

白内障《はくないしょう》は、水晶体《すいしょうたい》が白く濁《にご》る病気です。「代謝異常」といわれています。水晶体が濁るとモノがかすんで見えたり、二重に見えたり、光をまぶしく感じたりします。ゆっくりと進行していくので、自覚症状がほとんどなく、気がつけば視力が著しく低下した……、ということも少なくありません。

白内障の多くは加齢によって起こりますが、最近は強度近視の若い人でもなっています。

目では水晶体に栄養を補給し、老廃物を排泄《はいせつ》する代謝の機能が作用していますが、白内障はこの代謝機能が低下することから発生する病気です。

こうした症状が発生してしまうのはなぜなのか。私はやわらかい毛様体筋《もうようたいきん》が過度に疲弊するからではないかと見ています。これにより、目のなかの血の流れが悪くなり、代謝機能が低下したものと考えられます。

そして、紫外線の弊害《へいがい》も白内障の発生要因といわれています。紫外線をたくさん浴びると、活性酸素が生じます。これが目の不飽和脂肪酸《ふほうわしぼうさん》とくっついて飽和脂肪酸となり、白濁《はくだく》するというものです。どちらも白内障の原因として妥当だと思われます。

ちなみに白内障は世界的に見れば失明のトップ原因ですが、日本では手術で人工水晶体を入れるので、失明の6番目の原因になっています。

現代医学では水晶体が白濁するまで待ち、手術を行い、人工水晶体を入れることで治療は終了します。

とはいえ、死ぬまで自分の目でモノは見たいもの。そこで軽い白内障であれば何とかストップし、できれば元の状態のような透明度を増すように努力するのが大切ではないでしょうか。

白内障を手術しても後発白内障が起こったり、パーセンテージは低いのですが、剥《はく》離《り》を引き起こしたりというケースも何名か相談を受けたことがあります。

また白内障の手術を行い、人工水晶体にして透明度は増したけど、視力が出ないという相談もあります。

これは、もともと近視が強い場合、網膜の解像度が低下し、人によっては弱視傾向を示していた人もいらっしゃいます。その弊害で視力が出なくなったのではないでしょうか。白内障のせいではなく、単に近視を放置していたツケが回ったと考えられます。

白内障手術をしたからといって、必ず視力が回復するわけではないということを覚えておきましょう。

このような不安を抱えたくないのであれば、あらかじめ白内障を予防しておくとよいです。「目の体操」（ビジョン・フィットネス）で目の血流をよくするほか、医薬品レベルのブルーベリーを摂っておくとよいのです。

P122の答え

❶ 圭

「圭」のみ「さんずい」を付けても漢字にならない。

❷ 客

「客」のみ「食」の字と合わせても熟語にならない。

❸ 木

「木」以外はすべて、都道府県名の一部。

P123の答え

❶ 9　と　1（あるいは8と0）

西暦での12月31日と、元号での12月31日がイコールになればよい。

❷ 16　と　49

となり合う数字との“差”が「3・5・7・9・11……」と2ずつ増えていく。

P124の答え

1．強化法　2．時間割　3．神戸支社　4．平清盛
5．辞意

P125の答え

❶. 五里霧中／天下太平／以心伝心／無我夢中

❷. 医食同源／温故知新／出処進退／一心不乱

目を温めれば
視力はよくなる！

発行日　2014年 9 月3日　第1刷
発行日　2014年11月4日　第6刷

著者　中川和宏

デザイン　ファンタグラフ（河南裕介、五味聡）
イラストレーター　フクイヒロシ
編集協力　内堀俊（コンセント）、常井宏平

編集担当　柿内尚文、小林英史
営業担当　菊池えりか
営業　丸山敏生、増尾友裕、熊切絵理、石井耕平、伊藤玲奈、櫻井恵子、吉村寿美子、田邊曜子、矢橋寛子、矢部愛、大村かおり、高垣真美、高垣知子、柏原由美、大原桂子、蓑浦万紀子、寺内未来子、網脇愛
プロモーション　山田美恵、浦野稚加
編集　柿内尚文、黒川精一、名越加奈枝、杉浦博道、舘瑞恵
編集総務　鵜飼美南子、髙山紗耶子、森川華山、高間裕子
講演事業　齋藤和佳
マネジメント　坂下毅
発行人　高橋克佳

発行所　株式会社アスコム

〒105-0002
東京都港区愛宕1-1-11　虎ノ門八束ビル
編集部　TEL：03-5425-6627
営業部　TEL：03-5425-6626　FAX：03-5425-6770

印刷・製本　中央精版印刷株式会社

Printed in Japan ISBN 978-4-7762-0848-8